# 急救护理的实践研究

李 梅 侯文霞 张 勇 著

辽宁科学技术出版社
·沈阳·

**图书在版编目（CIP）数据**

急救护理的实践研究 / 李梅，侯文霞，张勇著. —沈阳：辽宁科学技术出版社，2023.9
ISBN 978-7-5591-3244-4

Ⅰ.①急… Ⅱ.①李… ②侯… ③张… Ⅲ.①急救—护理 Ⅳ.①R472.2

中国国家版本馆 CIP 数据核字（2023）第 187170 号

出版发行：辽宁科学技术出版社
　　　　　（地址：沈阳市和平区十一纬路 25 号　邮编：110003）
印　刷　者：辽宁鼎籍数码科技有限公司
经　销　者：各地新华书店
幅面尺寸：185mm×260mm
印　　张：12.75
字　　数：300千字
出版时间：2023 年 9 月第 1 版
印刷时间：2023 年 9 月第 1 次印刷
责任编辑：孙　东　邓文军　王玉宝
责任校对：李　红

书　　号：ISBN 978-7-5591-3244-4
定　　价：98.00元

# 前　言

急救护理作为医疗领域中的重要组成部分，承担着挽救生命、减轻痛苦的使命。在紧急情况下，正确的急救措施可以成为生命的最后一根稻草，也可能是恢复健康的关键一步。然而，在急救护理领域，技术的发展、实践的创新、专业的提升，都需要基于实际情况进行深入的研究。

急救护理的实践研究，关注着急救领域中的各个环节，探寻着如何在紧急情况下最大限度地保障患者的安全与健康。这不仅需要医护人员具备扎实的专业知识和技能，更需要他们能够在复杂多变的环境中做出明智的决策。实践研究旨在从实际操作中汲取经验，通过案例分析和数据探索，不断优化急救护理的流程和策略，使之更加高效、科学、人性化。

本次实践研究涵盖了急救护理领域中的众多关键问题，从法律责任到伦理困境，从实际应急技能到跨文化急救护理，从社区急救到技术应用，每一个方面都是为了更好地为患者提供紧急救助而不断探索和进步。通过对急救护理的实际情况进行深入研究，我们可以更好地理解急救护理的本质，更准确地把握在各种情境下应该采取的行动，更加精准地为患者提供帮助。

急救护理的实践研究不仅是医疗专业的必然要求，也是对人道关怀和社会责任的践行。通过我们的努力，可以让急救护理不再仅仅是一种技能，更是一种人文关怀的表现，是对生命尊严的捍卫。在这个瞬息万变的世界里，急救护理的实践研究将永远不会停止，因为每一次实践都是对生命的承诺，每一次研究都是对专业的追求。

在急救护理的实践研究中，我们共同前行，为生命的春天播下希望的种子。无论是医护人员还是普通民众，都可以通过实践和研究，为急救护理事业贡献自己的力量。让我们携手并进，共同探索和创新，在急救护理的实践中，为生命的绚丽画卷增添一抹光彩。

# 目 录

# 第一章　急救护理的基本知识

## 第一节　急救护理的重要性和背景

急救护理是一项至关重要的医疗服务，它涉及在紧急情况下对患者进行初步的医疗援助和处理。急救护理的目标是在等待专业医疗人员到达现场之前，通过合适的措施和技术来保护生命、减轻痛苦，并提高患者在紧急情况下的生存率。

### 一、紧急情况下挽救生命的意义

在人类的生命旅程中，突发的紧急情况时有发生，可能是意外事故、疾病突发、自然灾害等。在这些关键时刻，正确、迅速的急救措施不仅能够挽救生命，还能为患者争取宝贵的时间，减轻痛苦，促进康复。下面将探讨紧急情况下挽救生命的重要意义，涵盖其影响、挑战和急救体系的角色。

#### （一）挽救生命的重要性

保护生命：紧急情况下的急救措施可以直接挽救生命。无论心脏骤停、溺水还是重大创伤，迅速的急救干预可以阻止病情进一步恶化，为患者争取时间等待进一步治疗。

降低死亡率：在许多紧急情况下，尤其是心脏骤停、卒中等情况下，及时的急救可以显著降低死亡率。心肺复苏、使用自动体外除颤器（AED）等措施可以在等待专业医疗人员到达前维持患者的生命。

减轻痛苦：紧急情况下，患者可能会经历严重的疼痛和不适。合适的急救措施，如镇痛、止血等，可以有效减轻病患的痛苦，提高其舒适度。

保护器官功能：在某些疾病和伤情中，及时的急救可以降低器官受损的程度。例如，在卒中发作后，迅速的抗凝治疗可以减少脑损伤，有助于保护患者的神经功能。

为治疗争取时间：在紧急情况下，急救措施可以为患者争取宝贵的时间，等待专业医疗团队的到来或进一步的治疗。这有助于制定更全面的治疗计划，提高康复机会。

## （二）挑战与困难

急救知识普及不足：在很多地区，急救知识的普及程度较低，导致在紧急情况下，许多人不知道应该采取何种急救措施。

心理压力：紧急情况下，急救者可能面临心理压力和紧张情绪，这可能影响他们的判断和行动。

复杂情况：某些紧急情况可能非常复杂，需要特定的急救技能和设备。缺乏这些条件可能导致急救行动的困难。

应对不同情况：不同的紧急情况需要不同的急救措施。急救者需要根据具体情况迅速作出正确决策。

## （三）急救体系的角色

培训和教育：急救体系通过开展培训和教育活动，向公众普及急救知识和技能，提高他们在紧急情况下的反应能力。

应急响应：急救体系组织急救队伍，能够快速响应紧急事件。这些队伍通常由专业医护人员和志愿者组成，能够在第一时间提供急救援助。

设备和资源：急救体系提供必要的急救设备和资源，如 AED、急救药品等，以便急救者在紧急情况下能够有效地施救。

指导和支持：急救体系为急救者提供指导和支持，确保他们能够在高压环境中正确地进行急救操作。

紧急情况下的生命挽救意义不仅仅体现在保护生命，还包括降低死亡率、减轻痛苦、为治疗争取时间等多个方面。然而，面对挑战与困难，一个完善的急救体系至关重要。通过普及急救知识、培训急救人员、提供必要的设备和资源，我们可以最大限度地发挥急救护理的作用，为紧急情况下挽救生命提供更多的希望和机会。

# 二、历史背景与急救护理的发展

急救护理作为一门旨在在紧急情况下挽救生命的关键医疗服务，具有悠久的历史背景和持续的发展进程。随着医学知识的积累和技术的进步，急救护理逐渐从简单的急救方法发展为涵盖多个领域的综合性医疗体系。下面将深入探讨急救护理的历史背景及其发展过程，包括关键事件、技术进步和对社会的影响。

## （一）历史背景

急救护理的概念可以追溯到古代社会，但在古代，急救往往是在家庭或社区层面进行的，主要包括一些基本的创伤处理和自然草药应用。随着时间的推移，社会对急救的需求日益增加，这促进了急救护理的发展。

1. 古代急救

在古代，一些文明已经开始意识到急救的重要性。古埃及人和古希腊人就已经在一些医疗文献中提到了一些基本的急救方法，如创伤处理和伤口包扎。

2. 中世纪到近现代初期

在中世纪和近现代初期，基督教修道院和骑士团成为提供急救的重要场所。修道院中的僧侣们通过掌握一些基本的草药应用和创伤处理技能，为受伤的人提供帮助。随着军事活动的增加，骑士团也开始培训骑士们进行急救。

3. 19世纪：急救的专业化起步

19世纪是急救护理发展的关键时期。红十字会的创立为急救护理的专业化奠定了基础。亨利·登南提出了"三重奏"概念，即急救的三个关键环节：前提、转运和治疗。这为今后急救体系的构建提供了指导。

4. 20世纪初：急救的科学化发展

20世纪初，急救开始更加科学化和系统化。在第一次世界大战期间，军队开始广泛培训急救人员，以处理战场上的伤员。这促进了急救护理技术的发展和推广。

5. 20世纪中叶：急救体系的建立

20世纪中叶，许多国家开始建立急救体系。20世纪50年代，美国推出了心肺复苏（CPR）的概念，这是急救护理领域的一大突破。CPR成为救治心脏骤停的重要方法，挽救了大量生命。

6. 20世纪末至21世纪：技术革新与综合性发展

随着医学技术的进步，急救护理领域也不断发展。自动体外除颤器（AED）、急救药物、高级生命支持等技术的引入使急救人员能够更好地应对不同情况。急救护理也逐渐融入综合性医疗体系中，与急诊医学、创伤医学等紧密关联。

## （二）急救护理的发展对社会的影响

生命挽救：急救护理的发展使得在紧急情况下挽救生命成为可能，显著提高了生存率。

公众健康意识提升：急救护理的推广使得更多人了解急救知识，提高了公众在紧急情况下的应对能力。

救灾应急：急救护理体系的建立为自然灾害、事故等紧急情况下的救援提供了重要支持。

医疗资源利用优化：急救护理的发展可以减轻急诊室的负担，优化医疗资源的利用。

科技与社会互动：随着技术的发展，急救护理开始借助信息技术和移动应用，使急救知识更广泛地传播和应用。

急救护理作为一门致力于在紧急情况下挽救生命的关键医疗服务，经历了漫长的发展历程。从古代的简单应对到现代的综合性医疗体系，急救护理不断在技术、体系和应用上创新，为人类社会的健康和安全作出了巨大的贡献。急救护理的历史背景见证了人类社会对生命价值的认识不断提升，也反映了医学和科技进步的历程。

急救护理的发展凝聚了无数医护人员、研究者和志愿者的努力。通过培训、技术创新和宣传，急救护理的知识逐渐普及，越来越多的人能够在紧急情况下作出正确反应。在日常生活中，人们不仅能够为自己提供紧急援助，还可以在紧急事件中成为救援者，挽救他人的生命。

急救护理的未来将继续受到科技和医学的影响。随着人工智能、远程医疗和移动应用的发展，急救护理的响应速度和效果将得到进一步提升。例如，智能手环和移动应用可以监测用户的生命体征，及时发出警报并提供急救指导。虚拟现实技术可能被用于急救培训，让急救人员在虚拟场景中模拟实际操作，增强应对能力。

在社会变革和医疗进步的推动下，急救护理将不断演进，更好地适应不同的紧急情况和患者需求。然而，无论技术如何发展，急救护理的核心价值始终是人道主义。每一个急救人员，无论是专业医护人员还是普通人，在紧急情况下的投入和付出，都是挽救生命的英雄。

综上所述，急救护理的历史背景和发展展示了人类对生命的珍视和追求，也反映了医学进步和社会发展的脉络。从古代的简单护理到现代的综合医疗体系，急救护理的进步让我们在紧急情况下拥有更多的机会和希望。通过不断的努力和创新，我们将能够更好地应对紧急情况，挽救更多的生命，让人类社会变得更加安全和有温度。

# 第二节　急救护理的目标和原则

## 一、保护生命、减轻痛苦的核心目标

急救护理作为医疗领域中的关键环节，以保护生命和减轻痛苦为核心目标，扮演着无可替代的角色。在紧急情况下，急救人员的迅速反应、专业技能和人道关怀，直接决定了患者的生存机会和生活质量。下面将深入探讨急救护理的核心目标，以及在实现这些目标方面所涉及的原则、技术和影响。

### （一）保护生命

保护生命是急救护理的首要使命。在急性伤病、意外事故或心搏骤停等紧急情况下，每一刻都至关重要。急救人员的迅速响应和有效干预，可以挽救患者的生命，为他们争取宝贵的时间等待进一步治疗。

1. 心肺复苏（CPR）

在心脏骤停等情况下，CPR 是急救护理的关键环节。通过胸外按压和人工呼吸，维持血液循环和氧气供应，防止脑部缺氧，从而保护患者的生命。

2. 自动体外除颤器（AED）

AED 是处理心律失常的重要设备，可以分析心率，提供必要的电击，恢复正常的心律，防止心脏骤停。

3. 创伤处理

在事故现场，急救人员的创伤处理可以阻止大量失血，防止感染，从而保护受伤患者的生命。

## （二）减轻痛苦

除了保护生命，急救护理还致力于减轻患者的痛苦和不适。在紧急情况下，患者可能会面临剧烈的疼痛和心理压力，急救人员的专业知识和人道关怀可以有效缓解这些问题。

1. 疼痛管理

急救人员可以通过药物应用或其他方法，为患者提供疼痛缓解。这不仅有助于提升患者的舒适度，还可以减少他们的焦虑和紧张。

2. 心理支持

在紧急情况下，患者和他们的家人可能会感到恐惧、不安甚至绝望。急救人员可以提供情绪支持，安抚患者的情绪，减轻他们的心理痛苦。

3. 有效沟通

急救人员的沟通技巧对于减轻患者的痛苦至关重要。能够与患者、家属进行有效的沟通，提供必要的信息和安慰，有助于缓解他们的不安情绪。

## （三）急救护理原则

1. 在实现保护生命和减轻痛苦的目标时，急救护理秉持的一系列原则

（1）速度至上：急救护理的成功与否，往往取决于反应的速度。在紧急情况下，每一秒都至关重要，迅速行动可以挽救生命。

（2）按照顺序：急救程序通常遵循特定的顺序，以确保最紧急的问题得到迅速处理，从而保护生命。

（3）个体化：每个患者的情况都可能不同，急救人员需要根据具体情况调整急救方法和药物应用。

（4）安全第一：急救人员需要确保自身安全，避免在救援过程中产生额外的风险。

2. 技术与培训

实现急救护理的目标需要急救人员具备专业的知识和技能。

（1）急救培训：急救人员需要接受系统的急救培训，掌握基本的急救知识和技能，以应对不同的紧急情况。

（2）高级技术：随着医学技术的不断进步，急救护理也得到了许多高级技术的支持。例如，自动体外除颤器（AED）可以自动分析心律并提供电击，帮助恢复正常的心律。呼吸机和氧气供应可以维持患者的呼吸功能。这些高级技术设备的应用，大大提升了急救的效果和成功率。

3. 急救护理对患者的影响

急救护理的核心目标，即保护生命和减轻痛苦，对患者产生了深远的影响。

（1）生存机会的提高：急救护理的迅速干预可以显著提高患者的生存机会。在心脏骤停、呼吸暂停等情况下，正确的急救措施可以维持脑部供氧，延长时间窗，等待进一步的治疗。

（2）病情的控制：急救护理可以在事故或急性伤病发生后，通过止血、固定骨折部位等措施，防止病情进一步恶化，为后续医疗提供更好的条件。

（3）疼痛的减轻：急救护理通过药物缓解和疼痛管理，可以有效减轻患者的痛苦。尤其是在创伤或严重疼痛的情况下，疼痛缓解不仅能提升舒适度，还有助于控制心率、血压等生命体征。

（4）心理的支持：急救护理人员的专业和关怀，能够为患者及其家属提供心理支持。在危急时刻，他们的存在和指导可以减轻焦虑、恐惧和无助感，为患者带来安慰和信心。

（5）促进康复：急救护理的有效干预，不仅可以保护生命，还可以为患者的康复创造有利条件。通过快速救治，可以减少疾病或损伤对身体的影响，加速康复过程。

急救护理的核心目标，保护生命和减轻痛苦，贯穿于整个急救过程中。急救人员的迅速反应、专业技能和人道关怀，是实现这一目标的关键。在日常生活中，我们每个人都可能遇到紧急情况，因此了解基本的急救知识和技能至关重要。通过合适的培训和准确的应对，我们可以在关键时刻挽救他人的生命，为社会创造更多的安全和温暖。急救护理不仅仅是一种技术，更是一种人道主义精神的体现，将保护生命和减轻痛苦的使命贯穿始终。

## 二、责任分工、安全原则等具体指导

急救护理是在紧急情况下挽救生命、减轻痛苦的重要环节，涉及到多个方面的责任分工和安全原则。急救人员需要具备专业知识和技能，同时遵循严格的操作规范，以确保在各种紧急情况下高效、安全地进行救援。下面将深入探讨急救护理的责任分工、安全原则等具体指导。

1. 责任分工

急救护理涉及多个环节，涵盖从发现紧急情况到干预措施的全过程。在实际应用中，不同的急救人员可能承担不同的责任，以协调并确保救援工作高效运行。

（1）发现者与报警者：在紧急情况下，任何人都有可能成为第一个发现者，他们的责任是及时识别危险、紧急情况，迅速拨打紧急电话（如急救电话、火警电话等）进行报警，启动急救流程。

（2）急救人员：专业急救人员，如医生、护士、急救志愿者等，负责到达现场进行具体的急救操作。他们需要根据患者的病情，采取相应的急救措施，如心肺复苏、止血、氧气辅助等。

（3）协助人员：在急救现场，协助人员可能包括家属、旁观者等。他们的责任是为急救人员提供支持，协助移动患者、提供必要的信息等，以确保急救工作的顺利进行。

2. 安全原则

急救护理的过程中，安全性是至关重要的。急救人员需要在保护患者的同时，确保自身和其他人员的安全。以下是急救护理中的安全原则。

（1）自身安全优先：急救人员在进行任何操作前，必须确保自身安全。如果救援现场存在危险，例如火灾、化学泄漏等，急救人员应首先保护自己，然后再考虑救援措施。

（2）环境评估：在进入现场前，急救人员应对环境进行评估，判断是否存在潜在危险。例如，检查是否有漏电、毒气、坠物等风险，以确保救援安全。

（3）隔离患者：在疑似传染病或有可能传播疾病的情况下，急救人员应采取隔离措施，以减少感染的风险。戴上合适的个人防护装备，如口罩、手套等。

（4）合理移动患者：在需要转移患者时，急救人员应遵循正确的方法，以避免患者受到二次伤害。例如，正确的抬举、移动方法，以及使用担架等设备。

（5）器械操作安全：急救器械的操作需要掌握正确的方法和顺序，以避免不必要的风险。使用器械前应熟悉操作手册，确保操作正确、安全。

（6）药物应用谨慎：在急救过程中使用药物时，必须仔细核对药物的种类、剂量，以免造成药物过量或错误的应用。

（7）持续观察：急救过程中，急救人员应始终保持警惕，持续观察患者的生命体征和病情变化，随时调整急救措施。

3. 急救护理中的道德和人道关怀

急救护理不仅仅是一种技术，更是一种体现道德和人道关怀的行为。急救人员需要在救援过程中展现同情心、尊重和善意。

（1）尊重患者权益：急救人员需要尊重患者的意愿和权益。在实施急救护理时，应尽量与患者进行沟通，听取他们的意见和选择。如果患者有意识并能够表达意愿，急救人员应尊重其决定，不强制执行任何措施。

（2）保护隐私：急救护理涉及到患者的隐私权，急救人员需要在救援过程中维护患者的隐私。不应在未经许可的情况下公开患者的个人信息，包括姓名、病情等。

（3）人道关怀：急救人员需要展现同情心和关怀，以安抚患者和家属的情绪。在紧急情况下，患者和家属可能处于恐慌状态，急救人员的安抚和支持可以帮助他们更好地应对困难。

（4）无歧视原则：急救护理应平等对待所有患者，不论其种族、性别、年龄、宗教信仰等。不应因个人特征而对患者产生歧视或偏见。

（5）病历记录：急救人员需要准确记录患者的病情和所采取的措施。这些记录对于后续的医疗救治和患者康复具有重要意义。

4.急救护理中的具体指导

在急救护理中，有一系列具体的指导原则和方法，以确保操作的正确性和安全性。

（1）ABCDE原则：这是急救护理中常用的评估和干预顺序。A代表气道，B代表呼吸，C代表循环，D代表神志、意识，E代表体温。按照这个顺序，急救人员可以全面评估患者的状况，采取相应的急救措施。

（2）心肺复苏（CPR）：在心脏骤停情况下，进行CPR是关键。按照正确的方法进行胸外按压和人工呼吸，维持血液循环和氧气供应。

（3）创伤处理：急救人员需要根据创伤的性质，进行适当的处理。例如，止血、包扎、固定骨折部位等。

（4）氧气辅助：在呼吸困难等情况下，可以使用氧气面罩或鼻导管，帮助患者维持足够的氧气供应。

（5）止血技巧：急救人员需要掌握正确的止血方法，如压迫、提升伤肢、用绷带包扎等，以控制失血。

（6）担架使用：急救人员需要熟练地使用担架，以确保患者在转移过程中不受到二次伤害。

（7）药物应用：在紧急情况下，急救人员可能需要使用一些药物，如止痛药、抗过敏药等。药物应用需要按照医嘱和规定剂量进行。

（8）心电监护：急救人员可以使用心电监护仪来监测患者的心电活动，及时发现心律异常，为进一步干预提供信息。

急救护理的责任分工和安全原则是确保急救工作高效、安全的基础。急救人员需要遵循严格的操作规范，同时保持人道关怀和道德意识。在紧急情况下，急救人员的专业知识、技能和冷静的反应能力，直接影响着患者的生存机会和康复前景。通过合适的培训和实践，我们可以在关键时刻挽救生命，为社会创造更多的安全与温暖。急救护理不仅仅是一项技术，更是一种对人类生命的珍视和尊重。

# 第三节　现场急救概述

## 一、救护的概念

### 1. 传统的救护

急危重症或意外伤害一旦发生，人们想到的是拨打"120"叫来救护车，然后只做些简单的照顾护理。面对奄奄一息的生命或心搏骤停者，如果不懂得抓住"救命黄金时刻"立即进行心肺复苏，或者面对严重创伤患者，却不懂得在"黄金1小时，白金10分钟"内进行止血、包扎、固定等自救、互救，将导致不该死亡与伤残的伤病者死亡或伤残的悲剧发生。

### 2. 现代的救护

救护，应从医生的手中"解放"出来，它不是医生的"专利"，要把知识交给人民。

救护，要冲破医院的围墙，走向社会，走进社区，即救护社会化、结构网络化、抢救现代化、知识普及化。

急救是对于遭受意外伤害或突发疾病的伤患，在紧急医疗救护人员未达现场或送至医院治疗前，立即给予救护。

现场急救就是指在意外事故、自然灾害或突发疾病现场，利用现场所具备的人力、物力对伤患者所采取的一系列初步抢救措施和方法，即伤病员尚未到达医院前的救治。

每天都有不同的人处于生命的边缘，有很多是我们帮助不到的，但有一些是我们可以帮助的，虽然能帮助的程度有限，但能通过正确的方法救一个人，对于救人者与被救者都是值得欣慰的。

## 二、大众为何要学习现场急救

随着社会经济的飞速发展及生活水平的不断提高，人们对健康、对生命越来越重视。而很多严重创伤、心源性猝死、急性脑血管意外等急危重症多发生在医院外，发病突然，病情凶险。同时，近年来因灾难、意外引发的群伤也越来越多，如 2004 年 12 月，印度尼西亚苏门答腊岛附近发生里氏 7.9 级强烈地震并引发海啸，造成当地约 16 万人死亡、50 多万人无家可归。又如 2008 年 5 月 12 日 14 时 28 分 4 秒，四川省阿坝藏族羌族自治州汶川县发生的里氏 8 级地震，地震造成 69 227 人遇难、374 643 人受伤、17 923 人失踪。伤害是继恶性肿瘤、脑血管病、呼吸系统疾病和心脏病之后的第 5 个死亡原因。最常见的伤害主要有交通运输伤害、自杀、溺水、中毒、高空坠落等，由这些原因导致的死亡案例占全部伤害死亡的 70% 左右。

人们曾经将抢救意外伤害、危重急症的希望完全寄托于医院和医生身上，等待救护车或直接将病人送进医院，这样往往错失了最关键的抢救时间。由于缺乏现场救护知识和对现场救护的重要性及可实施性的认识，往往丧失了最宝贵的抢救时机。因此，正确的做法是面对需要急救的危重急症患者时，首先在现场第一时间进行自救或互救。现场急救是否及时、规范，直接关系到病人的安危和预后。

现场急救是急诊医疗服务体系（Emergency Medical Service System，EMSS）的首要环节，也是社会保障系统的重要组成部分。在国外，随着社会进步和医学科学的发展，院前现场急救已形成特殊医疗体系，大大提高了抢救成功率。美国目前伤员的现场处理与运送，从接到呼叫信号到送往医院的时间平均仅需 37 分钟，大大降低了死亡率，充分说明"时间就是生命"。既往"抬起来就跑"的急救观念，目前在国际范围内已基本上被"暂等并稳定伤情"这一思想所代替。根据大量急救实践，急救者越接近伤病员，受伤后急救时间越会缩短，伤病员的存活率就越高。在"暂等并稳定伤情"时，并不是搁置伤病员不管，而是现场急救人员首先处理可能危及生命的情况，如开放气道、现场心肺复苏、控制大出血、固定骨折肢体、减少移动等。

目前在我国现场急救的培训仍是极为薄弱的一个环节，需要不断加强和普及。现场急救知识与技术注重实践技能的训练，并不涉及太多专业理论知识，普及化可行性强，使用范围广泛。很多灾难事故及患者发病现场的第一目击者并非医务人员，而是群众，通常是家属、同事和出事地点的群众，如果这些人学会了现场急救的基本技能，就能对病人进行初步急救，为进一步处理赢得宝贵时间，或可立即使病人转危为安，如抢救气道阻塞的"海姆立克"（Heimlich）急救法。医务人员和救护车赶到现场之前，群众的自救、互救对减轻疼痛、降低伤残率和死亡率有很大作用。因此，有必要在非医学专业大学生中进行有关急救知识与技能的训练，掌握一些实用的现场急救知识与技术具有很重要的现实意义，特别是发生灾害事故时，可提高大家的自救和互救的能力和效果。

从医疗角度看，现场急救是整个急诊医疗服务体系的首要环节。从社会救灾角度看，现场急救也是社会保障系统的重要组成部分，是整个城市和地区应急防御功能的重要组成部分。现场急救的目的是通过迅速有效的抢救措施，维持伤（病）员的基本生命体征，以便把伤（病）员"活着送到医院"，为伤（病）员获得进一步救治、改善预后赢得时间。

## 三、大众学习现场急救的内容

（1）"120"呼叫方法与现场急救流程。

（2）现场急救基本技术，包括现场急救检伤分类法、心肺复苏术、气道开放等。

（3）创伤急救四项基本技术，包括止血、包扎、固定、搬运。

（4）急性中毒现场急救，包括中毒的早期识别、急救原则，以及对急性酒精中毒、一氧化碳中毒、急性药物中毒、急性农药中毒等常见中毒情况的处理。

（5）突发事故、灾害的自救与互救。这是一个新课题，主要内容有中暑、溺水、电击伤、烧伤、车祸伤、毒蛇咬伤及地震、水灾、火灾的现场急救。

（6）成人急症现场处理，主要针对发热、晕厥、高血压急诊、抽搐与惊厥、呼吸困难、急性腹痛、流鼻血、癫痫、心绞痛、脑血管意外、失血性休克等常见急症，如何识别严重程度，并在院前给予相应急救。

（7）婴幼儿急症现场处理，主要包括小儿中暑、鱼刺卡喉、气道异物、烧烫伤、头部外伤、手部外伤、体表外伤等婴幼儿常见急症，从常识、急救、注意事项、误区及预防措施等方面强调急救要领。

## 四、大众学习现场急救的要领

我们虽不是专业医生，但如果遇到户外有人生病或受伤时，在救护车没来、医生没到的情况下，我们不能目瞪口呆、束手无策，而应该了解急救理念，知道急救意义并掌握几点急救技巧，能够在现场应急处理，为医院抢救赢得时间，从而挽救患者生命。

依据现场急救的要求，我们应学习和掌握简单、易懂的基本操作技能，进行现场徒手操作和就地取材实施急救。

（1）找重点、记关键。现场急救知识与技术内容虽然较多，但很多章节强调的手法、要点和救护原则是相同或相通的，可因地制宜、举一反三、活学活用、灵活掌握。

（2）重实践，勤思考。现场急救以实际操作训练为主，思路、方法和技巧要有一定的训练，只有经过反复训练，才能达到驾轻就熟。培训时，认真领会现场急救要领和步骤，课后应适当安排时间对课程内容进行消化和吸收，对授课重点和技术要领反复推敲实践。

## 五、现场急救相关法律问题

法律可以规范大众的现场急救，相反，大众现场急救也可以促进相关立法。在有关大众现场急救的法律支持尚未制定的情况下，现场急救所面临的情况比较复杂，尤其对生命垂危患者的抢救，大众能够发挥的空间十分有限，因此，大众应当依法进行哪一层面的急救、不应进行哪一层面的急救、对有关后果是否承担责任或应当承担哪些责任，都应当通过法律加以明确。同时，也希望有关立法部门能够跟上现代急救发展的步伐，尽快填补立法上的空白，使"大众现场急救"这一造福社区、有利于民众的急救技能得到法律支持。

### （一）法律依据

大众现场急救时考虑相关法律及道德问题，由于现场急救尚未正式立法，因此相关法律也尚未制定。大众不能越权实施急救，更不能实施超出自己技术技能范围之外的急救措施。对超出大众职责范围的急救不应承担不作为的法律责任。

### （二）当事人自愿

自愿指当事人允许或同意接受急救。意识清醒的成年人，应有表达是否愿意接受急救的权利。大众急救人员不能漠视这种权利。因此，法律必须明确规定，在对神志清醒的成年人实施救助之前，必须主动征得患者同意，而这种同意必须是出自其本人自愿。征求意见时必须就将对其采取哪种急救措施进行简要说明，一般得到患者口头认可即可。

患者因丧失意识而无法表达时，法律应授权大众急救人员推定其愿意接受急救，并立即开展急救行动。根据我国国情，法律还应授权大众急救人员对丧失意识的异性患者实施急救，如口对口人工呼吸、为包扎伤口而脱掉或剪开衣服、在紧急情况下辅助分娩等。

施救人员在获得患者自愿表示时，应考虑其是否具备正确表达意愿的能力。如果当事人处于醉酒或吸毒状态，其表达能力将受到限制。

未成年人不具备合法表达是否接受急救的能力，急救人员一般向其父母或监护人征得许可；父母或监护人不在时，其他成年家庭成员也可代为授权。当未成年人参加夏令营或集体行动时，应事先征得父母或监护人的书面授权书，万一紧急事件发生时，校方或老师便可代表学生行使表达权。在未成年人面临生命垂危或重伤的紧急情况下，如果来不及得到授权，法律应推定其家长愿意其子女得到及时救助，急救人员此时应视为自动授权。

即使清醒的成年人有拒绝接受抢救的权利，如果急救人员认为其有接受抢救的必要，则应在维护其自愿权利和实际抢救治疗需要之间做出选择。拒绝抢救的意愿表达必须十分清楚，不能模棱两可。当事人有随时表达这种意愿的权利，如刚开始因失去知觉而被迫接受抢救，当意识恢复后如果表示中止抢救，则应尊重其要求，急救人员不能强迫或恐吓患者接受治疗。

### （三）法律责任

受训过的大众应对以下行为承担法律责任。

（1）遗弃。大众一旦接触患者，便有法定义务负责到底，直至被其他救援人员接替。如果急救人员擅自放弃救援义务，将患者弃而不顾，应当受到法律追究。

（2）过失。大众由于没有履行相关现场急救职责，而使患者伤势或病情进一步恶化。

（3）暴露隐私。大众对患者病情有保密的法定义务，泄露患者病情是违法行为。患者的信息包括病史，伤势或病情评估、诊断等，均不能泄露给与抢救无关的人员。未经患者本人同意，不能泄露给家庭成员以外的人员。

以上是与大众现场急救有关的一些法律问题，希望能给读者一些启迪，并希望有关法律规定能够尽快出台，使大众的现场急救工作有法可依。

# 第四节　现场急救的重要意义及学习内容

## 一、现场急救的重要意义

现场急救是指在机关、学校、工矿企业、家庭或室外人群中对突发疾病或意外伤害事故的急危重症伤病员的紧急救护，是指在 120 救护车或专业医护人员到达现场之前"第一目击者"对伤病员进行的初步急救处理，因此又称"院前急救"。它是重要的第一线救死扶伤工作。

随着科学技术的进步和社会发展的需要，急救医学逐步发展成一门独立的学科。广义的急救医学包括平时、战时、各种灾害、传染病等的院前急救以及医院内的急救。如果住院患者突然发生紧急伤病，一般可得到及时的专业救护，但对紧急意外伤害事故和发生在医院以外的突发急危重症伤病员，由于事故现场一般缺少专业医生，因此就需要具有现场急救知识的急救员进行现场救护。这时，一方面，现场的"第一目击者"（热心且受过培训的现场急救员）或患者本人应该尽快与医疗机构或 120 急救中心取得联系，让医护人员及时赶到现场对伤病员进行救治，并将其送达医院；另一方面，应立即对伤病员进行紧急救护，达到保全生命、防止伤势或病情恶化、促进康复的目的。

现场急救员由"第一目击者"和具有医学专业知识的医护人员组成。只有做到及时、有效、正确地处理伤病员，才能大大减轻伤病员的痛苦，挽救垂危伤病员的生命，把致死、致残率降到最低，同时还能大大缩短治愈时间。因此，现场急救工作的成败常常标志着一个国家、一个地区的医疗技术水平。

## 二、现场急救的主要学习内容及方法

现场急救的学习内容包括正常人体解剖生理、现场急救的四个基本环节（现场评估、判断病情、紧急呼救、自救与互救）、心肺复苏术、外伤的现场急救基本技术（止血、包扎、固定、搬运），以及常见内科急症、意外伤害、急性中毒、五官科急症与狂犬、毒蛇咬伤等急危重症的现场急救，灾难及公共卫生事件的预防与现场急救，急危重症患者的心理特点与心理支持及突发性群体伤害事故医学急救的组织管理。现场急救的学习包括对现场急救理论知识和实践操作的学习，实践操作内容主要有心肺复苏术、外伤现场急救基本技术等的实践操作培训。

# 第五节　现场急救的特点与原则

现场急救是"第一目击者"在现场对伤病员进行急救护理，并将伤病员送达医院进行抢救的过程，其对象、环境、条件与在医院内的抢救大不相同。因此，应普及有关现场急救的具体特点和原则的知识，使急救人员从思想上到具体急救措施上有充分准备，以利于圆满完成任务。

## 一、现场急救的特点

### （一）突然发生，思想上无准备

需要进行现场急救的往往是在人们预料之外的突发疾病或意外伤害事故中出现的急危重症伤病员。有时是个别的，有时是成批的；有时是分散的，有时是集中的。伤病员多为生命垂危者，往往现场没有专业医护人员，这时，不仅需要在场人员进行急救，还需要请场外更多的人参与急救。做到群众急救知识普及化、社区急救组织网络化、医院急救专业化、急救指挥系统科学化是完成现场急救工作的关键。

### （二）情况紧急，须分秒必争

突发意外事故后，伤病员可能会多器官同时受损、病情垂危。不论是伤病员还是家属，他们的求救心情都十分急切。伤病员心跳、呼吸骤停，如果在 4 分钟内开始进行心肺复苏术，有 50% 的伤病员可能被救活；一旦心跳、呼吸骤停超过 4 分钟，脑细胞将发生不可逆转的损害。10 分钟后开始接受心肺复苏术者几乎 100% 不能存活。因此，时间就是生命，必须分秒必争，立即采用心肺复苏术抢救心跳、呼吸骤停者，采用止血、固定等方法抢救大出血、骨折等病危者。

### （三）病情复杂，难以准确判断

意外事故发生时，伤病员身上可能多个系统、多个器官同时受损。急救人员需要具有丰富的医学知识、过硬的医疗技术才能完成现场急救任务。在有的灾害现场虽然伤病员比较少，但灾害通常是在紧急的情况下发生的，甚至伤病员身边无人，更无专业医护人员，伤病员只能进行自救或依靠"第一目击者"进行现场急救。

### （四）条件简陋，须就地取材

现场急救通常是在缺医少药的情况下进行的，没有齐备的抢救器材、药品和转运工具。因此，要机动、灵活地在伤病员周围寻找代用品，通过就地取材来获得消毒液、绷带、夹板、担架等。否则，就会错过急救时机，给伤病员造成更大伤害甚至难以承受的后果。

## 二、现场急救原则

现场急救的任务是采取及时、有效的急救措施和技术，最大限度地减轻伤病员的痛苦，降低致残率和致死率，为医院抢救打好基础。经过现场急救能存活的伤病员优先抢救，这是总的原则。在现场，还必须遵守以下原则。

### （一）先复苏，后固定

遇有心跳、呼吸骤停且伴有骨折者，应首先采取心肺复苏术，直到心跳、呼吸恢复后再进行骨折固定。

### （二）先止血，后包扎

遇到大出血且有伤口者，首先应立即用间接指压法、止血带止血法等进行止血，接着消毒伤口并进行包扎。

### （三）先救重伤病员，后救轻伤病员

遇到伤病危重的和较轻的伤病员时，优先抢救伤病危重者，后抢救伤病较轻者。

### （四）先急救，后转运

过去遇到伤病员，多数是先送后救，这样可能会错过最佳抢救时机，造成不应有的死亡或致残。现在应颠倒过来，先救后送。在送伤病员到医院的途中，不要停止实

施抢救，应继续观察病情变化，少颠簸，注意保暖，快速、平安地到达目的地。

### （五）急救与呼救并重

凡遇到急危重症伤病员，必须急救与呼救同时进行。在遇到成批伤病员时，应较快地争取到大量急救外援。大量外援到达后，应在意外事故现场指挥部的统一领导下，有计划、有组织地进行抢救、分类、转送伤病员等工作。

### （六）对伤病员的心理关怀

由于突发疾病或意外伤害，伤病员往往没有足够的心理准备，会出现紧张、恐惧、焦虑、忧郁等各种心理反应。此时急救人员应保持镇静，因为紧张而有序的救护活动会让伤病员产生一种心理慰藉和信任。同时，应关怀、安慰伤病员，使其保持镇静，以积极的心态配合急救人员的救护工作。

# 第六节　现场伤员的分类和设立救护区标志

当各种严重意外伤害或灾难性事故（如地震、水灾、火灾、战争、恐怖事件、爆炸或建筑物倒塌以及高速公路撞车、飞机失事等）发生时，一般总是伴随着批量伤员的出现。伤员的初期现场急救十分重要，因此必须加强现场急救培训工作，广泛普及心肺复苏术及创伤现场急救技术知识，提高普通人群的自救、互救知识与技能水平；必须充分发挥通信、运输、医疗等各种因素的功能与作用，重视伤后 10 分钟的"黄金抢救时间"和 1 小时内的"白金抢救时间"，使伤员尽快获得最有效的救护，提高现场急救成功率，保护伤员的生命安全。

## 一、现场伤员分类的重要意义

现场伤员分类的重要意义在于提高急救效率。疾病突发、意外伤害发生后，现场常会出现急救技术力量不足与需要抢救伤员较多的矛盾、现场急救后转送与运输的矛盾以及急救物资短缺与需求量大的矛盾。解决这些矛盾的办法就是做好伤员的分类工作，按伤员病情的轻重缓急，快速进入"绿色生命安全通道"，这样可以保证将现场有限的人力、物力和时间用在抢救有存活希望的人身上，使急救和转运工作有条不紊地进行，从而提高伤员的存活率，降低伤亡率和伤残率。

## 二、现场伤员分类的要求

（1）分类工作应由经过训练、经验丰富、有组织能力的人员承担。

（2）分类工作是在特殊、困难且紧急的情况下边抢救边进行的。

（3）分类应按先危后重、先重后轻的原则进行。

（4）分类应快速、准确、无误。

## 三、现场伤员分类的判断

在意外突发事件中，现场伤员分类是以确定优先急救对象为前提的，首先根据意识、呼吸、心跳及总体情况四个方面来判断垂危伤员的状况。正确判断处在垂危中的生命状况，就是要用科学的方法观察最重要的生命体征的变化。如果轻重不分、主次不明，就会耽误真正危重的伤员。判定一个伤员只能在 1 ~ 2 分钟内完成（如何进一步判定上述这些伤势，请参照有关章节）。对伤员进行简单分类有助于对现场伤员做标记和采取有针对性的急救措施。

## 四、现场伤员急救的标记

对现场伤员做出分类判断后，一般采用分类卡进行标记。分类卡（包括颜色）由急救系统统一印制，背面注有简要病情，挂在伤员左胸部的上衣上。如果没有现成的分类卡，可临时用硬纸片自制。

## 五、现场急救区的划分

当现场有大批伤员时，最简单、最有效的急救措施是按伤情分类划出 4 个区，分别用红、黄、绿、黑 4 种色彩旗显示各自的急救区位置。这对于混乱的救援现场意义重大，其目的是便于有条不紊地进行急救和转运伤员。

## 六、伤员的转送

伤员的转送是指将伤员经过现场初步急救后送到医疗技术条件较好的医院的过程。在搬运伤员时，要根据具体情况选择合适的搬运方法和搬运工具，动作要轻巧、敏捷、协调。对于转运路途较远的伤员，需要选择合适的、轻便且震动较小的交通工具，途中应密切观察其病情变化，必要时做急救处理。伤员被送到医院后，陪送人应向医护人员交代病情，介绍急救处理经过，以便入院后进一步处理。

### （一）掌握转送医院的指征

有下列情况之一的伤员应该转送：转送途中没有生命危险；应当实施的急救处理已全部完成；伤情有变化，已经处置；骨折部位已固定。

## （二）对暂缓转送的伤员要及时救治

对暂缓转送的伤员要进行基本生命支持，必要时进行高级生命支持。有下列情况之一的应暂缓转送：休克症状未纠正，病情不稳定；颅脑伤疑有颅内高压，可能有脑疝；颈髓伤并有呼吸功能障碍；胸、腹伤后病情不稳定；骨折固定不确定或未经妥善处理者。

## 七、复合伤伤员现场急救原则

复合伤是指由两种或两种以上的致伤因素造成解剖部位或脏器受伤，且有一处危及生命的损伤，如热压伤、烧冲伤等。应优先处理直接危及伤者生命的伤病。其急救顺序一般为胸部外伤→颅脑损伤→腹部外伤→脊柱、四肢损伤等。

（1）准确判断伤情。

（2）迅速、安全地使伤员离开危险环境。

（3）心跳和呼吸骤停时，立即施行心肺复苏术。

（4）及时处理胸部重伤。对浮桥胸伤者，立即予以加压包扎；对开放性气胸者，应用大块敷料密封胸壁创口；对张力性气胸者，用注射器排气。

（5）对脊柱损伤者，应置于硬质平整的担架上，将伤员连同担架一并固定。

（6）对有大出血者，应立即止血。

# 第七节　应急救援系统简介

医学急救是国家防灾减灾大系统中的重要组成部分。医学急救系统由中央与省市指挥系统、县市急救网络、群众性急救和医院专业急救组成。

## 一、应急救援指挥系统

国家卫生健康委员会突发公共卫生事件应急指挥中心的主要职责是拟订卫生应急和紧急医学救援政策、制度、规划、预案和规范措施，指导全国卫生应急体系和能力建设，指导、协调突发公共卫生事件的预防准备、监测预警、处置救援、总结评估等工作，协调指导突发公共卫生事件和其他突发事件预防控制和紧急医学救援工作，组织实施对突发急性传染病防控和应急措施，对重大灾害、恐怖袭击等重大事件及核事故、辐射事故等组织实施紧急医学救援，发布突发公共卫生事件应急处置信息。

根据我国《突发公共卫生事件应急条例》要求，为了有效预防、及时控制和消除突发公共卫生事件的危害，保障公众身体健康与生命安全，维护正常的社会秩序，当重大突发事件发生后，国务院设立全国突发事件应急处理指挥部，由国务院有关部门和军队有关部门组成，国务院主管领导人担任总指挥，负责对全国突发事件应急处理的统一领导、统一指挥。国务院卫生行政主管部门和其他有关部门在各自的职责范围内做好突发事件应急处理的有关工作。突发事件发生后，省、自治区、直辖市人民政府成立地方突发事件应急处理指挥部，由省、自治区、直辖市人民政府主要领导人担任总指挥，负责领导、指挥本行政区域内突发事件应急处理工作。县级以上地方人民政府卫生行政主管部门具体负责组织突发事件的调查、控制和医疗救治工作。县级以上地方人民政府有关部门在各自的职责范围内做好突发事件应急处理的有关工作。突发事件应急工作应当遵循预防为主、常备不懈原则，贯彻统一领导、分级负责、反应及时、措施果断、依靠科学、加强合作的原则。

应当组织开展防治突发事件相关科学研究，组织培训和研究急救伤病机制和抢治方法，组织交流经验，提高急救成功率；建立突发事件应急流行病学调查、传染源隔离、医疗救护、现场处置、监督检查、监测检验、卫生防护等有关物资、设备、设施、技术与人才资源储备；建立健全的专业人员与群众、地方军队、急救与自救网络；加强卫生防疫系统的组织、计划、人员、物资落实工作。抢救伤病员关键的一步是做好现场急救。

## 二、县市急救网络

在县市应由卫生行政部门将所辖范围内的医疗卫生部门、机关、学校、工厂、农村的医务人员以及群众性自救组织组成一个有机的急救网络。一般以城市5千米、农村10千米范围进行划片定点，选定医疗单位负责培训、监督，互相支援，做到有灾害性伤病时及时进行急救。

## 三、群众性急救知识的普及教育

抢救伤病员的第一步是做好现场急救。为了克服院外急救人力、物力缺乏的弱点，使伤病员在到达医院就诊前就得到妥善处理，普及急救知识、提高群众的急救水平是当务之急——可以通过现场急救教育来普及急救知识。

急救指挥系统从中央到地方，是统一规划、统一建设、统一架构、统一指挥的系统。群众急救知识普及化、县市急救网络化和医院急救专业化是急救指挥系统的核心、基础和支柱。

# 第八节　人体生命支持系统

## 一、概述

人体是一个复杂而精密的生物机器，通过多个生命支持系统协同工作，维持着我们的生命。这些系统包括呼吸、循环、消化、神经和免疫系统等，它们在无声无息地运行着，为我们提供能量、氧气、免疫防御和各种生理功能。下面将深入探讨人体生命支持系统的工作原理以及它们在保持生命中的重要作用。

### （一）呼吸系统

呼吸系统是将氧气输送到体内，同时排出二氧化碳的重要系统。它包括鼻腔、气管、支气管和肺部。呼吸过程分为两个阶段：吸气和呼气。

吸气：外部空气通过鼻腔进入气管，然后通过支气管进入肺部。在肺泡中，氧气从空气中通过薄膜进入血液，与血红蛋白结合，形成氧合血红蛋白。

呼气：血液中的二氧化碳在肺泡中释放出来，然后通过呼气过程排出体外。

### （二）循环系统

循环系统（心血管系统）负责将氧气和养分输送到全身各个部位，并将代谢废物排出体外。它由心脏、血管和血液组成。

心脏：心脏是循环系统的引擎，通过收缩和舒张泵血。它分为四个腔室：左右心房和左右心室。通过心脏的收缩，氧合血从左心室被泵送到全身，而含有二氧化碳的静脉血则被输送到肺部进行氧合。

血管：血管分为动脉、静脉和毛细血管。动脉将氧合血输送到各个组织和器官，静脉则将含有废物的静脉血返回心脏。

### （三）消化系统

消化系统负责将食物分解为养分，以供身体吸收和利用。它包括口腔、食管、胃、小肠、大肠和消化腺等。

口腔：食物首先在口腔中进行机械和化学消化。唾液中的酶开始分解淀粉。

胃：胃分泌胃液，其中包含酸性消化液和胃蛋白酶，用于分解蛋白质。

小肠：大部分消化和吸收都在小肠内完成。胰腺分泌胰液，其中包含多种酶，分解蛋白质、脂肪和碳水化合物。肝脏分泌胆汁，帮助消化脂肪。

## （四）神经系统

神经系统负责感知外界刺激、传递信息并控制身体的各种活动。它由中枢神经系统（脑和脊髓）和外周神经系统（神经纤维和神经末梢）组成。

中枢神经系统：脑负责处理感觉信息、控制运动和调节许多生理过程。脊髓是神经信息的通道，将信息从外周传递到脑部。

外周神经系统：将中枢神经系统的指令传递到身体各部分，包括运动指令、自主神经系统的调节等。

## （五）免疫系统

免疫系统负责识别和抵抗入侵的病原体，以保护身体免受感染。它由多种细胞、器官和分子组成。

白细胞：白细胞是免疫系统的核心组成部分，分为多种类型，包括巨噬细胞、淋巴细胞等，它们能够识别和摧毁病原体。

淋巴系统：淋巴细胞和淋巴器官（如脾脏、扁桃体、淋巴结）是免疫系统的重要组成部分，它们协同工作以提供免疫保护。

## （六）泌尿系统

泌尿系统负责排出体内废物和调节体液平衡。它包括肾脏、尿管、膀胱和尿道。

肾脏：肾脏过滤血液，将废物和多余的物质排出体外，同时调节水分和电解质平衡。

尿液：经过肾脏过滤的废物形成尿液，通过尿管输送到膀胱，最终通过尿道排出体外。

## （七）内分泌系统

内分泌系统通过激素的分泌和调节，控制体内的生长、代谢、情绪等各种生理和心理过程。它包括许多内分泌腺，如甲状腺、胰腺、肾上腺等。

激素：激素是内分泌系统分泌的化学信使，它们通过血液传播到目标细胞，影响细胞的功能和活动。

人体生命支持系统的复杂性和协同作用使我们得以保持生命。每个系统在其特定的领域内都发挥着不可或缺的作用，任何一个系统的失调都可能对整个身体产生严重影响。因此，了解这些生命支持系统的工作原理，保持健康的生活方式以及及时求医都是保障我们生命健康的关键。通过深入了解人体的运作，我们可以更好地珍惜和保护自己的健康，也更加尊重和欣赏人体的奇妙之处。

## 二、多系统衰竭对生命的威胁

人体是一个错综复杂的系统，由多个生命支持系统协同工作，维持着生命的平衡。然而，当多个系统出现衰竭，即多系统衰竭，将会对生命构成严重威胁。下面将深入探讨多系统衰竭的概念、原因、症状以及对生命的危害，以期加强人们对健康的关注与重视。

### （一）多系统衰竭的定义和分类

多系统衰竭指的是多个生命支持系统在短时间内同时出现功能衰竭的状态。常见的系统包括呼吸系统、循环系统、肾脏系统、肝脏系统、神经系统等。多系统衰竭可以分为以下几种类型。

多器官功能衰竭（MOF）：两个或两个以上器官同时出现功能衰竭，通常涉及呼吸、心血管、肾脏等多个系统。

多系统功能衰竭（MSOF）：不同于MOF，MSOF强调的是多个系统的功能受损，而不一定要达到完全的衰竭。

多器官失调综合征（MODS）：指的是多个器官在应激或严重损伤后的异常反应，可能会引发器官功能的紊乱。

### （二）多系统衰竭的原因

多系统衰竭的发生原因复杂多样，但常见的诱因包括以下方面。

感染：严重感染或败血症可能导致全身炎症反应，影响多个系统的功能。

外伤：严重外伤、烧伤等可以引发多个系统的损害，导致功能障碍。

手术并发症：大手术后可能会引发多个系统的不适应反应，导致功能受损。

严重出血：大出血会导致循环系统不稳定，影响其他系统的功能。

中毒：毒素或药物过量可以损害多个系统，导致功能衰竭。

### （三）多系统衰竭的症状

多系统衰竭的症状因病因、程度和受累的系统而异，但通常包括以下一些表现。

呼吸系统受损：呼吸急促、氧气饱和度降低、发绀等。

循环系统受损：心率不稳、血压下降、心律失常等。

肾脏系统受损：尿量减少、尿中含有蛋白质和红细胞等。

神经系统受损：产生意识状态改变，昏迷，神经系统症状如痉挛、抽搐等。

肝脏功能异常：黄疸、凝血功能障碍等。

### （四）多系统衰竭的危害

多系统衰竭是一种严重的情况，对生命构成巨大威胁。它可能导致以下问题。

氧气供应不足：呼吸和循环系统的衰竭会导致氧气供应不足，使细胞无法正常代谢，加速组织坏死。

代谢紊乱：多系统衰竭会引起代谢紊乱，造成电解质紊乱、酸碱平衡失调等。

毒素积聚：由于肝脏和肾脏功能受损，体内废物和代谢产物无法正常排出，导致毒素积聚。

免疫功能抑制：多系统衰竭可能会影响免疫系统，使身体难以抵抗感染。

### （五）预防与治疗

预防多系统衰竭的最佳方法是保持健康的生活方式，注意防范各种潜在的疾病和风险。当出现系统衰竭的征兆时，尽早就医是至关重要的。

治疗多系统衰竭需要综合考虑受累的系统，采取相应的治疗措施。可能包括输液维持血容量、机械通气维持呼吸、透析治疗代谢紊乱等。关键是对病因的准确诊断和针对性治疗。

多系统衰竭是一种极其危险的情况，它突显了人体各个系统之间的密切关联。生命的平衡是一个微妙的过程，任何一个系统的失调都可能引发连锁反应，最终危及生命的安全。因此，我们应该更加重视保持健康的生活方式、避免危险因素，并定期进行身体检查，以便及早发现和处理潜在的健康问题。

教育和提高公众对多系统衰竭的认识也非常重要。人们应该知道多系统衰竭可能的危害，以及在出现相关症状时应该采取的紧急措施，比如及时就医。此外，医疗专业人员应该不断学习和更新相关知识，以便在遇到多系统衰竭的情况时能够做出准确的判断和有效的治疗。

最后，作为个体，我们应该充分珍惜自己的健康，意识到多系统衰竭可能给我们的生命带来的潜在风险。保持健康的生活方式、均衡的饮食、适度的锻炼和避免有害习惯，是预防多系统衰竭的有效途径。同时，我们也应该关心他人的健康，鼓励身边的人积极地参与健康管理，共同维护一个更加健康和安全的社会。通过共同的努力，我们可以降低多系统衰竭对生命造成的威胁，让每个人都能够享有更长的寿命和更高质量的生活。

# 第九节　ABC 原则

急救护理的 ABC 原则是指在急救过程中的三个关键步骤，它们是急救中最基本、最重要的原则，用于评估和处理患者的状况。ABC 分别代表着 "Airway"（气道）、"Breathing"（呼吸）和 "Circulation"（循环）。以下是对这三个原则的详细解释。

### 1. 气道（Airway）

气道是指呼吸道，包括鼻腔、喉部、气管和支气管。保持通畅的气道对于患者的生命至关重要，因为如果气道堵塞，患者将无法呼吸，导致缺氧。在应用 ABC 原则时，首先需要确保患者的气道是通畅的。以下是一些常见的情况需要注意。

意识状态：检查患者是否清醒和有意识，能否维持自己的气道通畅。

异物堵塞：如有患者出现气道异物堵塞，需要立即采取措施进行清除。

头部位置：将患者的头部稍微仰起，有助于保持气道的通畅。

### 2. 呼吸（Breathing）

呼吸是指患者的自主呼吸过程。保持正常的呼吸对于维持氧气供应和二氧化碳排出至关重要。在检查呼吸时，需要注意以下事项。

呼吸频率：观察患者每分钟呼吸的次数，正常成年人的呼吸频率通常在 12 ~ 20 次之间。

呼吸深度：检查患者的呼吸深度，是否有异常的浅表呼吸。

呼吸节奏：观察呼吸的节奏是否规律，是否有异常的呼吸模式。

呼吸困难：注意患者是否出现呼吸困难、喘息或胸闷等症状。

### 3. 循环（Circulation）

循环是指心血管系统的功能，包括心脏的跳动和血液的流动。维持正常的循环功能确保了氧气和养分可以输送到身体各部分。以下是在急救中需要关注的循环方面的内容。

心跳：检查患者是否有心跳，可以通过触摸颈动脉或手腕动脉来检测。

心律：观察心跳的节奏是否规律，或者是否出现心律失常。

血压：如果有血压计，可以测量患者的血压。

出血：检查是否有外部或内部出血，如果出血过多可能会导致休克。

在急救过程中，ABC 原则的顺序非常重要。首先需要确保气道通畅，然后检查呼吸和循环情况。如果发现任何问题，需要及时采取措施进行急救，如进行人工呼吸、心肺复苏等。无论急救的情况如何复杂，ABC 原则都是基础和核心，需要始终牢记。

## 一、气道保畅的重要性及清除方法

气道是人体的呼吸通道，对于维持呼吸功能和氧气供应至关重要。气道阻塞或堵塞可能导致呼吸困难、缺氧甚至危及生命。因此，保持气道通畅是急救、医疗和日常生活中的重要任务。下面将探讨气道保畅的重要性，以及在不同情况下清除气道阻塞的方法。

## （一）气道保畅的重要性

气道保畅是保障人体正常呼吸的基本前提，它的重要性体现在多个方面。

（1）维持氧气供应：人体细胞需要氧气进行代谢，维持生命功能。当气道受阻时，氧气无法进入肺部，导致机体缺氧，严重时可能引发休克、心脏骤停等紧急情况。

（2）排出二氧化碳：呼吸不仅是吸入氧气，也是排出二氧化碳的过程。气道堵塞会导致二氧化碳在体内积聚，造成酸碱平衡紊乱和呼吸性酸中毒。

（3）防止窒息：气道堵塞可能导致窒息，尤其是对于婴幼儿、老年人或病弱患者，窒息的危险性更高。

（4）呼吸道感染预防：气道不通畅容易滞留痰液或分泌物，成为细菌滋生的场所，增加呼吸道感染的风险。

## （二）气道阻塞的常见原因

气道阻塞可能由多种原因引起，以下是一些常见的情况。

（1）喉部异物：吞咽过程中误吸或食物滞留在喉部，阻塞气道。

（2）麻醉后：麻醉后的肌肉松弛可能使舌头滑向后部，堵塞气道。

（3）外伤：颈部外伤、脸部骨折等可能导致气道受阻。

（4）分泌物堵塞：咳嗽不畅、分泌物过多等情况可导致气道堵塞。

（5）过敏反应：喉部肿胀、气道痉挛等过敏反应可引起气道紧闭。

## （三）清除气道阻塞的方法

在急救或紧急情况下，清除气道阻塞是至关重要的一项急救技能。以下是一些常见的清除气道阻塞的方法。

（1）后仰头法：对于意识清醒的成人，可以倾斜其头部，用手轻轻后仰头部，以便气道通畅。但需注意在操作过程中要避免颈部受伤。

（2）腹部推压法（背部拍打法）：若患者是婴幼儿或儿童，可让其趴在你的大腿上，用手轻拍其背部，帮助清除气道中的异物。

（3）人工呼吸法：如果患者气道完全堵塞，无法自行呼吸，可进行人工呼吸。将患者头仰起，捏住鼻子，用自己的口对患者口进行人工呼吸。

（4）胸部压迫法（海姆立克急救法）：若患者仍无法呼吸，可进行胸部压迫法。将患者仰卧，站在患者身边，用手掌根部对准患者胸骨下缘，用力向内、向上挤压胸部。

（5）使用呼吸道支撑装置：在一些情况下，如麻醉后或外伤后，可能需要使用呼吸道支撑装置（如气管插管）来保持气道通畅。

气道保畅是生命的基石，保持气道通畅可以防止窒息、维持氧气供应、避免二氧化碳积聚以及预防呼吸道感染。在急救和日常生活中，清除气道阻塞是一项关键技能，尤其在面对突发的窒息危险时，正确的急救措施可以挽救生命。

通过了解气道保畅的重要性和清除方法，我们可以更好地应对紧急情况，为自己和他人提供及时有效的急救帮助。然而，为了确保正确应对急救情况，我们也需要获得必要的急救培训，以提高应急能力和自信心。

除了在急救中，气道保畅的重要性在医疗护理中同样显著。医护人员在日常工作中，尤其是在处理需要麻醉或手术的患者时，必须保证气道通畅，防止因麻醉后舌头滑向后部而引发的问题。此外，婴幼儿和年老体弱者对于气道通畅的需求更为重要，需要额外的关注和护理。

总之，气道保畅是呼吸健康的基石，它关系到生命的存亡。在急救和医疗护理中，清除气道阻塞是至关重要的技能，需要得到充分的培训和实践。无论是在家庭、学校、工作场所还是医疗机构，我们都应该认识到气道保畅的重要性，为保障自己和他人的呼吸健康而共同努力。

## 二、呼吸急救与循环支持的技巧

在急救过程中，呼吸急救与循环支持是两个至关重要的环节，直接关系到患者的生命。当呼吸或循环出现问题时，迅速、准确地采取正确的技巧可以挽救生命、减轻病情，为患者争取宝贵时间。下面将介绍呼吸急救与循环支持的基本技巧，以及在不同情况下如何正确应对。

### （一）呼吸急救技巧

呼吸是人体维持生命的重要过程，当出现呼吸困难、窒息等问题时，需要采取相应的急救技巧。

1.人工呼吸

胸部抬高法：将患者头部稍微仰起，捏住患者的鼻子，然后用自己的口对患者口进行人工呼吸。通常采取每分钟 12 ~ 20 次的频率，以确保气道通畅，给予足够的氧气。

2.气管插管

应用于丧失意识或呼吸困难的患者，气管插管可以确保气道通畅，同时可以辅助通气。但气管插管需要专业人员操作，不适宜在非专业环境下尝试。

3.呼吸道异物清除

背部拍打法：对于婴幼儿和儿童，让其趴在你的大腿上，用手轻拍其背部，帮助异物从气道中排出。

胸前挤压法：对于成人，可以用手轻轻按压胸部，帮助异物排出。

### （二）循环支持技巧

循环支持涉及到心血管系统的功能，当心跳不稳定或心脏骤停时，需要迅速采取急救措施。

1. 心肺复苏（CPR）

CPR 的步骤：心肺复苏包括胸外按压和人工呼吸两个部分。在成人和儿童中，可按压胸部大约 5 厘米深，频率为每分钟 100 ～ 120 次；然后进行人工呼吸，每分钟 15 次按压后进行 2 次人工呼吸。在婴幼儿中，按压胸部约 4 厘米深，频率为每分钟 100 ～ 120 次，每 15 次按压后进行 2 次人工呼吸。

2. 自动体外除颤器（AED）

AED 的使用：AED 是一种能够检测心脏节律并自动提供电击的设备。在心脏骤停的情况下，可以使用 AED 进行电除颤。遵循 AED 的声音指令，将电极贴附在患者胸部，然后按下电击按钮。

3. 血管加压和输液

血管加压：使用压缩带或其他合适的装置，可以帮助提升血压，维持循环功能。

输液：在一些情况下，如低血压、休克等，输液可以帮助维持血容量，支持循环功能。

呼吸急救与循环支持技巧是急救过程中的关键一环，它们能够在关键时刻挽救生命。掌握正确的呼吸急救技巧，如人工呼吸、清除呼吸道异物等，以及循环支持技巧，如 CPR、AED 的使用和血管加压，对于提供及时有效的急救至关重要。然而，在实际应急情况下，应确保自己具备足够的急救培训和实践经验，以便能够冷静应对紧急情况，挽救生命。同时，呼吸健康和心血管健康的重要性也需要引起人们的重视，通过健康的生活方式预防相关问题的发生。

# 第十节 创伤性与非创伤性急症

## 一、概述

急症情况在生活中随时可能发生，其中创伤性和非创伤性急症是两类常见的情况。创伤性急症通常由外部因素引起，如意外事故或外伤，而非创伤性急症则可能涉及内部器官或系统的突发问题。本节将探讨创伤性和非创伤性急症的特点、识别方法以及应急处理措施，以便在紧急情况下能够快速做出正确决策，保护生命。

## 二、急症的快速辨识与应对

### （一）创伤性急症

创伤性急症通常由外部因素引起，可能涉及肢体骨折、创伤性出血、外伤等。

1.肢体骨折和关节脱位

特点：受伤部位可能出现畸形、肿胀、疼痛、活动受限等症状。

识别方法：观察受伤部位是否异常，询问患者是否有明显的外力冲击。

应对措施：保护伤口，固定受伤部位，使用绷带等尽量减少活动，就医。

2. 创伤性出血

特点：外伤部位可能出现明显出血，患者可能面色苍白、心跳加快等。

识别方法：观察伤口是否有大量出血，注意患者是否出现休克症状。

应对措施：迅速用干净的绷带或布条止血，高举受伤部位，就医急救。

3. 外伤性脑损伤

特点：头部受到外力冲击，可能出现头痛、头晕、呕吐、意识障碍等症状。

识别方法：观察头部有无外伤，询问患者有无头部撞击史。

应对措施：让患者平卧，观察症状变化，如有恶化应及时就医。

### （二）非创伤性急症

非创伤性急症可能由内部器官或系统的急性问题引起，如心脏病突发、卒中、哮喘等。

1. 心脏病突发

特点：患者可能出现胸痛、胸闷、呼吸困难、恶心、冷汗等症状。

识别方法：询问患者是否有心绞痛病史，注意是否出现心绞痛症状。

应对措施：让患者保持平躺位，给予阿司匹林等药物，立即拨打急救电话，就医。

2. 卒中

特点：患者可能突然出现面部、手臂、腿部无力，言语不清，视觉问题等症状。

识别方法：询问患者是否有高血压、脑血管疾病等病史，注意突发症状。

应对措施：立即就医，保持患者安静，不要给予口服药物。

3. 哮喘突发

特点：哮喘患者可能突然出现气喘、咳嗽、呼吸急促等症状。

识别方法：询问患者是否有哮喘病史，注意呼吸状况是否突然恶化。

应对措施：帮助患者使用哮喘急救喷雾，保持坐位，保持呼吸通畅，就医。

4.糖尿病酮症酸中毒

识别方法：患者可能出现恶心、呕吐、腹痛、口渴、尿频、深呼吸等症状。

应对措施：给患者补充水分，就医诊治，避免自行调节胰岛素剂量。

### （三）快速应对原则

在应对创伤性和非创伤性急症时，有一些通用的应对原则可以遵循。

（1）保护安全：在采取任何急救措施之前，确保患者和自己的安全，避免进一步伤害。

（2）拨打急救电话：在情况严重的情况下，尽快拨打急救电话（如120），请专业医护人员提供帮助。

（3）提供基本急救：根据症状和情况，采取相应的急救措施，如止血、支持呼吸等，保护生命。

（4）不擅自用药：不要擅自给患者使用药物，除非您是专业医护人员并且了解患者的病史和药物过敏情况。

创伤性和非创伤性急症是我们生活中常见的紧急情况，及时辨识和应对能够为患者争取宝贵的时间，减轻病情，甚至挽救生命。在面对创伤时，要注意观察受伤部位是否异常、是否有出血等，然后采取合适的固定、止血措施。对于非创伤性急症，要注意观察症状的突发性和严重性，如胸痛、突然失语等，然后迅速拨打急救电话，寻求专业医疗帮助。

在应急处理过程中，保持冷静、稳定，按照急救原则行动，可以在紧急情况下提供适当的急救。然而，在处理过程中也要尊重专业医护人员的意见和建议，确保患者获得最适合的治疗。此外，通过健康的生活方式和定期体检，可以降低一些非创伤性急症发生的风险，从而为自己和他人创造一个更健康、更安全的生活环境。最重要的是，不断提升自己的急救知识和技能，以便能够在紧急情况下为他人提供帮助，挽救生命。

最后，预防是最好的急救。通过健康的生活方式、定期体检等方法，可以降低患病风险，减少急症的发生。此外，注意安全，避免危险行为和环境，也是预防创伤性急症的重要措施。

### （四）总结

创伤性和非创伤性急症是我们生活中可能面临的紧急情况，掌握基本的急救知识和技能，可以在关键时刻挽救生命、减轻伤害。在处理急症情况时，保护患者的安全、拨打急救电话、提供基本急救和避免自行用药是关键原则。无论面对创伤性急症还是非创伤性急症，都要保持冷静、稳定，并尊重专业医护人员的意见和建议。同时，通过健康的生活方式、定期体检和预防措施，可以减少急症的发生，为自己和他人创造更安全的环境。

# 第二章　急症状况的评估与处理

## 第一节　意识水平的评估

在急症情况下，准确评估患者的意识水平是非常重要的，因为它可以提供有关患者神经系统功能状况的关键信息。意识水平的评估有助于判断病情的严重程度，指导急救措施，并帮助医护人员做出决策。以下是几种常用的评估意识水平的方法。

1. 根据患者的反应

这是最常用的评估方法之一，它通过观察患者的反应来判断其意识水平。主要包括以下几个方面。

反应性：观察患者是否有对外界刺激的反应，如声音、触摸等。如果患者对刺激有反应，可能是清醒的；如果没有反应，可能是昏迷状态。

语言反应：与患者交谈，观察其是否能够回应，是否能够理解和产生有意义的语言。

眼睛反应：观察患者眼睛的状态，如是否能够自发地睁开眼睛，是否能够注视你的眼睛。

通过观察上述反应，可以初步判断患者的意识状态，例如清醒、嗜睡、昏迷等。

2. 根据格拉斯哥昏迷分级法（Glasgow Coma Scale，GCS）

GCS 是评估意识水平的常用方法，它通过对患者的眼睛反应、语言反应和运动反应进行评分，从而得出综合分数，范围是 3 ~ 15 分。分数越低，患者的意识状态越差。通常，分数在 13 ~ 15 分表示轻度意识障碍，9 ~ 12 分表示中度意识障碍，3 ~ 8 分表示重度意识障碍。

眼睛反应：根据患者的眼睛反应给予 4 分（自发睁开眼睛）、3 分（对声音刺激睁开眼睛）、2 分（对疼痛刺激睁开眼睛）或 1 分（不能睁开眼睛）。

语言反应：根据患者的语言反应给予 5 分（能够产生有意义的语言）、4 分（能够说话，但语言不清楚）、3 分（只能发出声音，不能言语）、2 分（只能发出难以理解的声音）或 1 分（没有语言反应）。

运动反应：根据患者的运动反应给予6分（能够遵循指令活动四肢）、5分（能够主动活动四肢，但运动受限）、4分（主动活动四肢，但有异常姿势）、3分（只能做出局部活动）、2分（只有痛觉反应，无主动运动）或1分（没有运动反应）。

3. 根据瞳孔的大小和反应

观察瞳孔的大小和反应也可以提供关于神经系统状态的信息。通常来说，瞳孔应当等大、等圆、有对光反应。异常的瞳孔大小、形状以及对光的反应可能提示神经系统问题。

在急症情况下，快速、准确地评估患者的意识水平对于及时确定病情和采取适当的急救措施至关重要。通过观察患者的反应、使用GCS评分、检查瞳孔等方法，可以初步了解患者的意识状态，从而指导医护人员的处理决策。如果患者的意识水平有异常，应该迅速拨打急救电话并等待专业医护人员的到来。

# 一、AVPU等意识评分系统的运用

在急症情况下，迅速评估患者的意识状态对于确定病情的严重性、采取适当的急救措施以及指导医护人员的决策至关重要。AVPU等意识评分系统是一种简单而有效的方法，可以帮助医护人员快速判断患者的意识状态，从而实现及时的急救。下面将探讨AVPU意识评分系统及其他相关系统的应用，介绍其原理和具体运用，以便在急症情况下提供及时的帮助。

## （一）AVPU意识评分系统

AVPU是一种简单易懂的意识评分系统，它基于患者的反应来判断其意识状态，分为四个级别：Alert（清醒）、Verbal（唤醒）、Pain（疼痛刺激）和Unresponsive（无反应）。下面是每个级别的解释和应用。

1. 清醒

特点：患者对环境刺激有正常的反应，能够与他人交谈并保持清醒状态。

应用：患者能够回答问题、遵循指令，可以进行简单的对话，意识正常。

2. 唤醒

特点：患者在声音刺激下可能产生短暂的反应，但不能保持清醒状态。

应用：患者对声音刺激可能有眼睛反应或言语反应，但不能与人进行有意义的交谈，意识状态下降。

3. 疼痛刺激

特点：患者需要疼痛刺激才能产生反应，可能是疼痛、呼叫或触摸刺激。

应用：患者对疼痛刺激可能有身体动作、眼睛反应或声音反应，但不能清醒交流，意识严重下降。

4. 无反应

特点：患者没有任何反应，即使进行强烈的疼痛刺激。

应用：患者无法对任何刺激产生反应，可能处于昏迷状态，意识极度丧失。

## （二）其他意识评分系统

除了 AVPU 系统，还有其他几种常用的意识评分系统，例如格拉斯哥昏迷分级法（GCS）、四分评分法等，它们在特定情况下也可以应用于急症现场。以下是其中几种的简要介绍：

1. 格拉斯哥昏迷分级法（GCS）

原理：GCS 通过对患者的眼睛反应、语言反应和运动反应进行评分，综合得出一个分数，用于判断患者的意识状态和神经功能。

应用：GCS 广泛用于创伤和急症患者，分数范围从 3 分（最严重的意识障碍）到 15 分（正常意识状态）。

2. 四分评分法

原理：四分评分法是一种简化版的 GCS，只对患者的眼睛反应、语言反应和运动反应进行评分，范围从 0 分（无反应）到 3 分（正常反应）。

应用：四分评分法可以用于快速评估意识状态，适用于有限的急救环境。

## （三）意识评分系统的应用及步骤

无论是 AVPU、GCS 还是其他意识评分系统，它们都有着相似的应用步骤。以下是在急症情况下应用 AVPU 等意识评分系统的一般步骤。

1. 观察患者的眼睛反应

查看患者的眼睛是否能自发睁开，或者是否对声音、疼痛刺激产生眼睛反应。

如果患者能够自发地睁开眼睛，符合"清醒"级别。

如果需要声音或疼痛刺激才能产生眼睛反应，可能符合"唤醒"或"疼痛刺激"级别。

2. 与患者进行交流

尝试与患者交流，观察其是否能够回答问题，理解并产生有意义的语言。

如果患者能够回答问题并进行有意义的对话，可能符合"清醒"级别。

如果患者只能在疼痛刺激下产生短暂的语言反应，可能符合"唤醒"级别。

3. 进行疼痛刺激

如果患者没有自发的反应和言语反应，尝试进行疼痛刺激，如用指甲敲击手指甲根部或轻轻挤压锁骨上的皮肤。观察患者是否有身体动作、眼睛反应或声音反应。

如果患者对疼痛刺激产生反应，可能符合"疼痛刺激"级别。

4. 判断意识状态

根据以上观察，确定患者的意识状态是"清醒""唤醒""疼痛刺激"还是"无反应"。

5. 采取适当急救措施

根据患者的意识状态，采取相应的急救措施，如保持呼吸道通畅、止血、稳定伤势等。

如果患者意识严重受损，迅速拨打急救电话并等待专业医护人员的到来。

6. 持续监测

在急救过程中，要持续观察患者的意识状态是否有变化，以便及时调整急救策略。

AVPU 等意识评分系统是在急症情况下快速判断患者意识状态的关键工具之一。通过观察患者的眼睛反应、语言反应、疼痛反应等，可以迅速判断患者的意识水平，从而指导医护人员的急救决策。在应用任何意识评分系统时，都需要在现场环境中保持冷静，正确地评估患者的情况，并根据评估结果采取适当的急救措施。此外，对于那些丧失意识的患者，迅速拨打急救电话并等待专业医护人员的到来是至关重要的。通过掌握意识评分系统的应用方法，我们可以在急症情况下更有效地提供帮助，保护患者的生命安全。

# 二、意识状态变化的急救处理

意识状态的突然变化可能预示着患者面临严重的健康问题，需要紧急的急救处理。在急症情况下，正确地应对意识状态变化可以挽救生命，降低并发症风险。下面将深入探讨意识状态变化的常见原因、识别方法以及在急救现场的处理策略，以提供实用的指导。

## （一）意识状态变化的常见原因

意识状态变化可以由多种原因引起，其中一些可能是严重的急症情况。以下是一些常见的意识状态变化原因。

（1）心血管问题：心脏病、心脏骤停、心律失常等可能导致血流供应不足，影响脑部功能，从而导致意识状态改变。

（2）卒中：卒中可能损害脑部的血管，导致脑组织损伤，进而引起意识状态变化，如失语、肢体无力等症状。

（3）脑部外伤：头部受伤、脑震荡等情况可能影响脑部功能，导致意识状态的改变，甚至昏迷。

（4）低血糖：严重的低血糖可能导致脑细胞供能不足，影响意识状态。

（5）中毒：可引起中毒的物质如药物、化学物质等会影响神经系统功能，引起意识状态改变。

（6）呼吸问题：严重的呼吸窘迫、窒息等情况可能导致脑部供氧不足，影响意识。

## （二）识别意识状态变化的方法

在急救现场，准确识别意识状态变化是至关重要的一步，这有助于确定病因和采取适当的急救措施。

1. 观察反应变化

注意患者是否突然变得不清醒、迷糊、昏迷，或者出现意识混乱等症状。

观察患者是否有不正常的言语、行为或行动，如无法理解或回应问题。

2. 检查瞳孔变化

注意瞳孔是否异常扩张或收缩，是否对光有反应。

瞳孔大小不一致可能是脑部问题的指示。

3. 询问旁观者

如果有旁观者，询问他们是否注意到患者的行为或状态的变化。

4. 了解病史

了解患者的基本病史，是否有心血管疾病、卒中、糖尿病等风险因素。

## （三）急救处理策略

一旦识别出意识状态变化，就需要迅速采取适当的急救措施，以保护患者的生命。

1. 确保患者安全

首先，确保患者的安全，将其从危险的环境中移开，避免进一步的伤害。

2. 拨打急救电话

在意识状态变化的情况下，迅速拨打急救电话(如120)，请求专业医护人员的帮助。

3. 维持通畅的气道

如果患者呼吸不畅，确保气道通畅，采取相应的呼吸急救措施，如头后仰、清除口腔异物等。

4. 做好心肺复苏

如果患者突然心脏骤停，需要进行心肺复苏，包括CPR(心肺复苏)和使用AED(自动体外除颤器)。

5. 控制出血

如果意识状态变化与外伤有关，需要及时止血，保持伤口干净，避免感染。

6. 提供病因特定的急救

根据引起意识状态变化的病因，提供相应的急救，如给予糖尿病患者糖类，处理卒中患者的症状等。

7. 保持监测

在急救过程中，持续监测患者的生命体征，观察意识状态是否有改善或恶化。

通过识别患者的反应变化、检查瞳孔、了解病史和与旁观者交流，可以尽快确认患者的意识状态变化，并迅速采取适当的急救措施，以保护患者的生命。在急救现场，确保患者的安全、拨打急救电话、维持通畅的气道、进行心肺复苏、控制出血等步骤都是关键的急救策略。同时，根据患者的病因提供特定的急救，如提供糖类给低血糖患者，也是十分重要的。急救过程中，持续监测患者的生命体征和意识状态变化，可以指导医护人员调整急救策略。

急救处理意识状态变化时需要注意保持冷静，稳定自己的情绪，迅速行动，但不可盲目操作。在急救过程中，与专业医护人员保持通信，向他们提供关键信息，以便他们做出适当的医疗决策。同时，尊重患者的隐私权，与其家属保持沟通，提供必要的安抚和支持。

最重要的是，不同的意识状态变化可能源自不同的病因，因此在急救现场应该根据具体情况进行处理。建议每个人都应该接受基本的急救培训，以便在紧急情况下能够提供适当的急救帮助。此外，保持健康的生活方式、定期体检以及遵医嘱服药（如果有慢性病）都是减少急性意识状态变化风险的重要措施。

总之，意识状态的突然变化可能是急症情况的标志，正确的急救处理可以挽救生命、减轻病情并提高康复机会。掌握急救知识和技能，保持冷静、迅速行动，是每个人都应该具备的基本能力。

# 第二节　生命体征的测量

急救护理的核心任务之一是早期识别患者的生命体征，以便及时发现异常情况并采取必要的急救措施。生命体征的测量不仅可以帮助医护人员了解患者的生理状况，还可以监测其治疗的效果。下面将深入探讨在急救护理中常见的生命体征的测量方法，以及如何根据测量结果作出适当的决策。

## 一、概述

### （一）常见生命体征及其意义

在急救护理中，常见的生命体征包括体温、脉搏、呼吸、血压和氧饱和度。这些生命体征反映了患者的生理状况和机体功能，帮助医护人员了解患者的整体健康状况，以便进行急救处理。

1.体温

正常范围：体温的正常范围在 36.5 ~ 37.5℃。

意义：异常体温可能提示发热或低体温，这可能与感染、代谢问题或环境因素有关。

2.脉搏

正常范围：脉搏的正常范围在 60 ~ 100 次 / 分钟。

意义：脉搏的变化可以反映心脏功能和血液循环状态，异常脉搏可能与心律失常、心衰等有关。

3.呼吸

正常范围：成人呼吸的正常范围在每分钟 12 ~ 20 次。

意义：呼吸的变化可以提示呼吸窘迫、通气不足等问题，与呼吸道问题或肺部疾病有关。

4.血压

正常范围：血压的正常范围在收缩压（高压）90 ~ 140 毫米汞柱，舒张压（低压）60 ~ 90 毫米汞柱。

意义：血压的升高或降低可能与心血管问题、休克等紧急情况有关。

5.氧饱和度

正常范围：氧饱和度正常范围在 95% 以上。

意义：氧饱和度可以反映患者体内氧气供应情况，异常氧饱和度可能与呼吸问题或心血管问题有关。

## （二）生命体征的测量方法

在急救护理中，生命体征的测量需要使用适当的仪器和方法，以确保测量结果的准确性。以下是常见生命体征的测量方法。

1.体温测量

使用体温计在口腔、腋下或直肠进行测量，根据情况选择合适的方法。

需要注意体温计的消毒和正确的使用方法。

2.脉搏测量

在患者的动脉（如桡动脉、颈动脉）处进行脉搏测量。

使用手指轻轻触摸脉搏点，计算脉搏的频率和节律。

3.呼吸测量

观察患者胸部的起伏或感觉到气流进出患者的鼻孔或口腔。

计算呼吸的频率，注意呼吸的深浅和规律性。

4. 血压测量

使用血压计和听诊器或数字血压仪进行测量。

将血压袖套放在患者的上臂，通过泵气和释放气体来测量收缩压和舒张压。

5. 氧饱和度测量

使用脉搏氧饱和度仪（脉搏氧饱和度探头）测量。

将探头放置在患者的指尖或耳垂，仪器会显示氧饱和度的百分比。

### （三）根据生命体征作出决策

在测量生命体征后，医护人员需要根据测量结果作出适当的决策。以下是一些常见的决策。℃

1. 警惕异常

如果测量结果显示生命体征异常，医护人员需要警惕患者可能存在的严重问题，如心脏骤停、呼吸窘迫等。

2. 进行更详细的评估

异常的生命体征可能需要进行更详细的评估，包括询问病史、体格检查等，以确定问题的原因。

3. 采取急救措施

根据生命体征的异常情况，医护人员需要迅速采取适当的急救措施，以保护患者的生命。例如，对于心脏骤停，需要立即进行心肺复苏；对于呼吸困难，需要保持气道通畅，辅助通气等。

4. 转诊或就医

在一些情况下，异常的生命体征可能需要进一步的医疗评估和治疗。医护人员可能会建议患者转诊至医院急诊科或其他医疗机构，以获取更专业的治疗。

5. 监测治疗效果

在急救护理过程中，医护人员需要持续监测患者的生命体征变化，以确定采取的急救措施是否有效。如果生命体征得到改善，可能意味着急救措施有效，反之则需要重新评估并采取进一步的措施。

6. 与专业医护人员合作

在急救护理中，尤其是在处理复杂情况时，与专业医护人员合作非常重要。医护人员可以根据生命体征的变化和情况，做出更为准确的诊断和治疗决策。

### （四）注意事项和技巧

在测量生命体征时，需要注意一些技巧和注意事项，以确保测量的准确性和安全性。

1. 环境条件

在安静、明亮的环境中进行生命体征的测量，以减少外界干扰。

2. 仪器校准

使用的测量仪器需要定期校准，以保证测量结果的准确性。

3. 仪器操作

对于不熟悉的仪器，医护人员需要了解其正确的使用方法，以避免误操作导致测量结果不准确。

4. 观察技巧

在观察生命体征时，需要有耐心和细心，观察是否有异常的变化。

5. 患者合作

与患者合作是测量生命体征的关键。在测量脉搏、血压等时，患者需要保持相对安静，不要过度活动或讲话。

6. 定期测量

在一些情况下，需要定期测量生命体征，以监测患者的病情变化。

生命体征的测量是急救护理中不可或缺的一部分，它可以帮助医护人员早期发现患者的异常情况，采取及时的急救措施。通过准确测量体温、脉搏、呼吸、血压和氧饱和度等生命体征，医护人员可以了解患者的整体生理状况，制定合适的急救计划。在急救护理中，注意环境条件、仪器校准、患者合作以及与专业医护人员的合作都是确保测量准确性和安全性的重要因素。通过科学的测量和及时的决策，可以在急症情况下保护患者的生命。

## 二、脉搏质量、呼吸频率的定量评估

脉搏质量和呼吸频率是医学领域中常用来评估患者健康状况的重要指标。它们可以提供有关心血管和呼吸系统功能的关键信息，有助于医生判断患者的生理状况以及可能存在的健康问题。下面将详细探讨脉搏质量和呼吸频率的定量评估方法，以及它们在临床诊断和监护中的作用。

### （一）脉搏质量的定量评估

脉搏质量是指脉搏的强度、规律性和节律性。通过定量评估脉搏质量，医生可以了解心脏泵血功能、血管弹性和循环血流状态。以下是一些常用的脉搏质量定量评估方法。

1. 搏动强度评分法

这是一种主观评估方法，医生通过触摸患者的脉搏来感受搏动的强度，并将其分为强、中、弱三个等级。然后根据患者的脉搏强度来判断心脏泵血功能是否正常。

**2. 使用多普勒超声**

多普勒超声技术可以定量评估脉搏的速度和强度，从而提供更准确的脉搏质量信息。通过将超声探头放置在特定的动脉部位，医生可以获取到脉搏波的图像和数据，进一步分析心脏和血管功能。

**3. 激光多普勒血流仪**

这是一种无创测量脉搏质量的方法，通过激光多普勒技术可以实时监测动脉血流速度和搏动强度。这种方法对于连续监测患者的血流动态非常有用。

### （二）呼吸频率的定量评估

呼吸频率是指每分钟呼吸的次数，是评估呼吸系统健康的重要指标。异常的呼吸频率可能暗示着肺部或循环系统出现问题。以下是一些常用的呼吸频率定量评估方法。

**1. 观察法**

这是最简单的方法，医生通过观察患者胸部的起伏来计算呼吸频率。但这种方法可能不够准确，特别是在患者情绪不稳定或活动较多时。

**2. 使用呼吸监测仪**

呼吸监测仪可以通过检测胸部运动或鼻峰流量来实时监测呼吸频率。这种方法比观察法更准确，尤其适用于需要长时间监测的情况。

**3. 肺功能测试**

肺功能测试可以定量评估肺部的功能状态，包括呼吸频率、吸气和呼气容量等。这对于评估慢性呼吸系统疾病的患者尤其重要。

**4. 动脉血气分析**

动脉血气分析可以提供有关患者氧气和二氧化碳水平的信息，从而间接反映呼吸频率和深度。这在重症监护环境中常常被使用。

脉搏质量和呼吸频率的定量评估在临床诊断和监护中具有重要作用。

早期疾病诊断：异常的脉搏质量和呼吸频率常常是某些疾病的早期指标，如心血管疾病、肺部疾病等。

疾病监测：对于已知有特定疾病的患者，定期监测脉搏质量和呼吸频率可以追踪疾病的进展，指导治疗。

急救和手术：在急救和手术过程中，监测脉搏质量和呼吸频率可以指导医生判断患者的生命体征是否稳定。

药物治疗反应：一些药物对心血管和呼吸系统有影响，监测脉搏质量和呼吸频率可以评估药物治疗的效果。

康复和健康评估：在康复过程中，定量评估脉搏质量和呼吸频率可以帮助医生判断患者的身体恢复情况。

综上所述，脉搏质量和呼吸频率的定量评估在医学诊断和治疗中扮演着重要的角色。通过这些定量指标，医生能够更全面地了解患者的生理状态，从而做出更准确的诊断和治疗决策。当然，在使用这些方法时，也需要注意一些考虑因素和技术细节。

个体差异：不同人的生理状况可能存在差异，导致脉搏质量和呼吸频率的正常范围也有所变化。因此，在评估过程中需要综合考虑患者的个体差异。

测量环境：测量环境可能影响到结果的准确性，如环境温度、噪声等。在测量时，应尽量保持环境的稳定。

技术选择：不同的评估方法具有不同的优缺点，医生需要根据具体情况选择合适的技术。有些方法可能需要专业设备，而有些方法则可以在临床环境中更方便地应用。

持续监测：对于一些需要持续监测的患者，如重症监护患者或术后患者，连续监测脉搏质量和呼吸频率可以更好地掌握患者的病情变化。

数据分析：脉搏质量和呼吸频率的数据可以通过计算机技术进行分析和记录，从而更好地跟踪患者的健康状况。

在未来，随着医疗技术的不断发展，脉搏质量和呼吸频率的定量评估方法也将不断更新和完善。这将进一步提升医生对患者生理状态的了解程度，为患者提供更加精准的医疗服务。

总而言之，脉搏质量和呼吸频率的定量评估在医学领域具有重要作用，可以为医生提供关键信息，帮助他们更好地判断患者的生理状态、诊断疾病和指导治疗。这些方法的应用将继续推动医疗领域的进步，为患者的健康提供更好的保障。

# 三、血压异常的处理策略

血压是人体循环系统中重要的生理参数之一，它反映了心血管系统的功能状态。正常的血压水平有助于维持身体健康，但血压异常可能导致多种心血管疾病和其他健康问题。下面将详细探讨高血压和低血压两种血压异常的处理策略，包括其定义、原因、临床表现以及治疗方法等。

## （一）高血压的处理策略

1. 高血压的定义和分类

高血压是指在安静状态下，动脉血压持续升高的情况。根据世界卫生组织（WHO）和国际高血压联盟（ISH）的定义，成人静息状态下的高血压分为三个阶段：正常血压、高正常血压以及高血压（分为一级和二级）。

2. 高血压的原因和危害

高血压的主要原因包括遗传因素、生活方式不良（如高盐饮食、缺乏运动）、肥胖、饮酒过量以及肾脏疾病等。长期不加控制的高血压可能导致心脏病、卒中、肾脏疾病、视网膜病变等严重后果。

3. 高血压的临床表现

高血压通常没有明显的症状，被称为"无声的杀手"。一些患者可能出现头痛、头晕、视力模糊、胸痛等非特异性症状，但这些症状并不是高血压的特征性表现。

4. 高血压的治疗方法

高血压的治疗方法通常包括药物治疗和非药物治疗。常用的药物包括利尿剂、β受体阻滞剂、钙通道阻滞剂、ACE抑制剂、ARB等，应根据患者的具体情况进行选择。此外，改善生活方式也是关键，包括减少盐的摄入、保持健康的体重、进行适量的有氧运动、戒烟限酒等。

### （二）低血压的处理策略

1. 低血压的定义和分类

低血压是指动脉血压降低到正常范围以下，通常收缩压低于90mmHg，舒张压低于60mmHg。根据病因和机制，低血压可以分为原发性低血压和继发性低血压。

2. 低血压的原因和危害

低血压的原因复杂多样，可能与心脏问题、神经系统失调、内分泌失衡等有关。低血压可能导致头晕、晕厥、虚弱、乏力等症状，严重时甚至会影响脑部和心脏等重要器官的供血。

3. 低血压的临床表现

低血压的症状包括头晕、头昏、乏力、出冷汗、心慌等，特别是从躺卧位到站立位时出现的短暂性晕厥，被称为直立性低血压。

4. 低血压的治疗方法

治疗低血压的方法取决于其原因。对于继发性低血压，需要针对潜在疾病进行治疗。而原发性低血压通常建议采取一些生活方式的改变，如多喝水、逐渐从躺卧位转为坐位再转为站立位、避免长时间站立等。在严重症状下，医生可能会考虑药物治疗，如去甲肾上腺素类药物。

血压异常是严重的健康问题，不容忽视。高血压和低血压的处理策略涉及到药物和非药物治疗，但无论如何，改善生活方式都是关键的一步。此外，定期监测血压、遵医嘱服药、定期体检也是预防和控制血压异常的重要措施。对于血压异常患者来说，综合的治疗方案可以帮助他们降低心血管风险，提高生活质量。

# 第三节 疼痛评估

急救护理是在紧急情况下为患者提供迅速有效的医疗护理，其中疼痛评估是急救过程中至关重要的一环。疼痛是患者常见的主观症状之一，能够提供重要的临床信息，有助于确定病因、制定治疗方案以及评估治疗效果。本节将详细探讨急救护理中的疼痛评估，包括其重要性、方法、工具以及注意事项等方面。

## 一、急救护理中疼痛评估的重要性

1.疼痛作为重要的指征

疼痛是患者主观感受的一种表现，但它常常是一种重要的生理指征，能够反映患者的病情严重程度。急救场景下，疼痛可能是多种疾病和伤害的首要症状，对于正确判断患者病情、采取相应措施至关重要。

2.疼痛评估与病因诊断

疼痛的性质、部位、强度、持续时间等信息能够帮助医护人员缩小病因范围，有助于快速做出初步诊断。例如，胸痛可能与心脏疾病有关，腹痛可能涉及消化道问题，而头痛可能与颅脑疾病有关。

## 二、急救护理中疼痛评估的方法

1.疼痛评估的基本步骤

（1）接触患者：与患者建立联系，传达关心和安全感。

（2）询问疼痛：询问患者的疼痛描述，包括疼痛的性质、部位、强度、持续时间等。

（3）评估疼痛：使用合适的评分工具对疼痛进行定量评估，如视觉模拟评分（VAS）、面部表情评分、数字疼痛评分等。

（4）观察其他症状：疼痛评估应结合患者的其他临床表现，以获得更全面的信息。

2.疼痛评估工具

（1）视觉模拟评分（VAS）：让患者在一个标尺上标记其疼痛强度，从0表示无痛到10表示最剧烈的痛。

（2）面部表情评分：适用于儿童或无法用语言表达的患者，通过观察面部表情判断疼痛程度。

（3）数字疼痛评分：要求患者根据自己感觉在 0 到 10 的标尺上选择一个数字，表示疼痛程度。

## 三、急救护理中疼痛评估的注意事项

尊重患者的感受：疼痛是主观感受，医护人员需要尊重患者的疼痛描述，避免忽视或轻视其疼痛感受。

定期评估：急救过程中患者的疼痛可能会发生变化，医护人员需要定期进行评估，及时调整治疗方案。

注意特殊人群：老年人、儿童、语言不通的患者等可能无法准确表达疼痛，医护人员需要更加仔细地观察其他表现。

考虑与治疗联动：疼痛评估的目的不仅是确定疼痛程度，还要根据评估结果制定相应的急救治疗计划，如给予止痛药、镇痛注射等。

急救护理中的疼痛评估是一个至关重要的环节，能够为医护人员提供重要的临床信息，帮助做出正确的诊断和治疗决策。采用科学合理的评估方法和工具，尊重患者的感受，定期评估疼痛，是提供高质量急救护理的关键。通过加强急救人员的疼痛评估培训，可以提高急救效率和治疗效果，最终提升患者的生存率和生活质量。

## 四、疼痛的主观性评估方法

疼痛是人体生理和心理相互作用的结果，是一种主观感觉，无法被客观设备直接测量。由于疼痛对患者的生活质量和健康状态有着重要影响，准确评估疼痛成为临床工作中不可或缺的一环。下面将深入探讨疼痛的主观性评估方法，包括常用的评估工具、注意事项以及在不同人群中的应用等。

### （一）疼痛评估的重要性和难点

1.疼痛的主观性质

疼痛是一种主观感觉，只有患者自己能够感受和描述。由于每个人的疼痛感受和表达方式不同，因此疼痛评估需要依赖患者的描述和反馈。

2.疼痛评估的临床意义

准确的疼痛评估有助于确定疼痛的性质、严重程度、持续时间以及可能的病因，为医护人员制定个体化的治疗方案提供重要依据。

3.疼痛评估的难点

由于疼痛的主观性质，存在一些难以克服的难点，如不同患者之间的疼痛敏感度差异、语言障碍、文化差异等，这些因素都可能影响到评估的准确性和一致性。

## （二）常用的疼痛评估工具

1. 视觉模拟评分（Visual Analog Scale，VAS）

VAS 是一种用来量化疼痛强度的常见工具。患者在一条直线上标记出其疼痛程度，从"无痛"到"最剧烈的痛"之间进行判断。这种方法对于成年人和有语言能力的患者较为适用。

2. 数字疼痛评分（Numeric Rating Scale，NRS）

NRS 要求患者在 0 到 10 的数字尺度上选择一个数字，代表疼痛的程度，0 表示无痛，10 表示最剧烈的痛。这种评分方法简单易行，适用于各个年龄段的患者。

3. 面部表情评分（Faces Pain Scale，FPS）

FPS 是用于儿童和无法用语言表达的患者的常用工具。它通过一系列面部表情图案，让患者选择与其疼痛感受相匹配的图案。

4. 疼痛问卷

疼痛问卷是一种综合考虑患者疼痛的多个方面，包括疼痛的性质、持续时间、影响等，有助于医护人员了解疼痛对患者生活的影响。

## （三）疼痛评估的注意事项

1. 尊重患者的感受

医护人员需要充分尊重患者的疼痛感受，避免对患者的疼痛进行怀疑或轻视。

2. 多元化评估方法

不同的疼痛评估工具适用于不同人群，医护人员应根据患者的特点选择合适的方法。

3. 考虑文化和语言差异

文化和语言因素可能影响患者对疼痛的表达和理解，医护人员需要针对不同文化背景的患者采取恰当的评估方法。

4. 定期评估

疼痛感受可能会随时间和治疗的变化而改变，医护人员需要定期进行疼痛评估，以调整治疗方案。

疼痛的主观性评估是临床工作中的一项重要任务，准确的评估有助于制定个体化的治疗方案，提高患者的生活质量。在疼痛评估过程中，医护人员应尊重患者的感受，选择合适的评估工具，充分考虑文化和语言差异，同时要保持沟通与关怀，以确保疼痛评估的准确性和有效性。通过不断提升医护人员的疼痛评估技能，可以更好地满足患者的需求，为他们提供更加精准的医疗服务。

# 五、紧急止痛药物的应用与注意事项

疼痛是人体常见的不适感觉，可以影响患者的生活质量和心理状态。在急救和紧急医疗情境下，快速缓解疼痛对于减轻患者的不适和焦虑至关重要。下面将深入探讨紧急止痛药物的应用与注意事项，涵盖了常用的药物、适应证、剂量、不良反应以及特定人群的使用等方面。

## （一）紧急止痛药物的常见类型

1. 非处方止痛药

（1）酚类药物：如对乙酰氨基酚（Paracctamol）、阿司匹林（Aspirin）等，用于轻至中度疼痛的缓解。

（2）非甾体类消炎药（NSAIDs）：如布洛芬（Ibuprofen）、吲哚美辛（Indomethacin）等，适用于轻至中度的疼痛和炎症。

2. 阿片类药物

阿片类药物包括吗啡（Morphine）、哌替啶（Pethidine）、氢化可待因（Hydrocodone）等，用于严重疼痛的急救和缓解。

3. 镇痛药和镇痛贴片

如曲马朵（Tramadol）、芬太尼（Fentanyl）等，以及贴片剂型的疼痛缓解药物，适用于多种急救和术后疼痛。

## （二）紧急止痛药物的应用与注意事项

1. 非处方止痛药的应用

（1）适应证：轻至中度的头痛、肌肉疼痛、关节疼痛、发热等。

（2）注意事项：对药物过敏、胃溃疡、出血性疾病等患者应避免使用 NSAIDs 类药物。对药物成分过敏的患者应避免使用含有该成分的药物。

2. 阿片类药物的应用

（1）适应症：严重急性疼痛，如严重创伤疼痛、术后疼痛等。

（2）注意事项：阿片类药物可能导致呼吸抑制、依赖性和成瘾性，应谨慎使用，且剂量应根据患者的体重、年龄和疼痛程度进行调整。

3. 镇痛药和镇痛贴片的应用

（1）适应证：严重急救疼痛、术后疼痛等。

（2）注意事项：某些镇痛药可能引起过敏反应，患者需告知医护人员过敏史。镇痛贴片剂型需要严格按照说明使用，避免超剂量。

## （三）特定人群的紧急止痛药物应用

1. 儿童和老年人

药物的剂量应根据患者的年龄、体重、肝肾功能等因素进行调整。老年人应特别注意避免使用可能引起认知障碍的药物，如哌替啶。

2. 妊娠和哺乳期妇女

在怀孕和哺乳期，药物的选择需要慎重考虑，应避免使用可能对胎儿或婴儿产生不良影响的药物。

3. 肝肾功能不全患者

药物的代谢和排泄可能受损，因此应根据肝肾功能情况调整剂量，避免药物积累和不良反应。

紧急止痛药物在急救和紧急医疗中扮演着重要角色，可以迅速缓解患者的疼痛，提高其生活质量和舒适度。在应用紧急止痛药物时，医护人员需要充分考虑患者的个体差异、药物的适应证和禁忌证，以及可能的不良反应和副作用。通过科学合理地选择药物、合适地调整剂量，可以更好地达到止痛的效果，为患者提供更优质的医疗服务。同时，医护人员需要密切关注患者的病情变化，及时调整治疗方案，确保患者的安全和舒适。

# 第四节　心脏骤停与心肺复苏

## 一、心脏骤停的症状识别与定期检查

心脏骤停是一种严重的心脏急救情况，发生突然且迅速导致心脏停止跳动。在这种紧急情况下，迅速识别和有效的急救措施可以挽救生命。下面将深入探讨心脏骤停的症状识别与定期检查，涵盖了心脏骤停的常见症状、识别方法，以及定期心脏健康检查的重要性。

### （一）心脏骤停的常见症状与识别方法

1. 常见症状

心脏骤停时，患者的心脏跳动突然停止，血液无法被有效泵送至体内各个器官，导致意识丧失和呼吸停止。常见的症状包括以下 2 种。

（1）意识丧失：患者突然失去意识，没有响应刺激。

（2）呼吸停止：患者停止呼吸，胸部不再起伏。

2.心脏骤停的识别方法

当怀疑有人可能正在经历心脏骤停时，可以采取以下步骤进行快速识别和急救。

（1）喊叫帮助：首先喊叫周围人寻求帮助，呼叫急救人员。

（2）检查意识和呼吸：轻轻摇晃患者，询问是否好。

（3）查看呼吸：将耳朵靠近患者口鼻，观察是否有呼吸。

## （二）定期心脏健康检查的重要性

1.早期风险评估

定期心脏健康检查可以帮助医护人员及时评估个体的心脏健康风险，根据检查结果提供相关建议，减少心脏骤停等心血管事件的发生。

2.健康生活指导

通过定期检查，医护人员可以为个体提供健康生活方式方面的指导，包括饮食、运动、减轻压力等，有助于预防心脏疾病的发生。

3.早期干预和治疗

一些心脏疾病在早期可能没有明显症状，但可以通过定期检查及早发现。及早干预和治疗可以防止疾病的进展，减少不良后果。

4.健康档案建立

定期检查有助于建立个体的健康档案，记录相关的身体指标和检查结果，为医护人员提供更全面的了解，更有利于制定个性化的治疗方案。

## （三）心脏健康定期检查的内容和注意事项

1.内容

心脏健康定期检查应包括以下内容。

（1）血压测量：检查是否存在高血压。

（2）血脂检查：评估胆固醇水平。

（3）心电图：检测心脏的电活动是否正常。

（4）心脏超声：评估心脏结构和功能。

（5）糖尿病筛查：检测糖尿病风险。

2.注意事项

（1）定期性：定期心脏健康检查应根据个体的年龄、疾病风险和医生的建议进行，以保证效果。

（2）医生指导：在进行心脏健康检查时，最好在医生的指导下进行，根据个体情况定制检查方案。

（3）饮食和运动：在定期检查之外，保持健康的生活方式，注意饮食均衡、适度运动，有助于维持心脏健康。

心脏骤停是一种紧急情况,快速识别和有效的急救措施可以拯救生命。定期心脏健康检查有助于早期发现心脏疾病的风险,并通过医生的指导和建议,采取适当的干预措施,降低心脏骤停的风险。通过加强公众的心脏健康意识,积极参与定期检查,我们可以更好地保护我们的心脏健康,提高生活质量。

## 二、AED使用和心肺复苏技巧

自动体外除颤器(AED)是一种用于急救的设备,可用于恢复心脏骤停患者的正常心律。心肺复苏(CPR)是一项关键的急救技能,可以在心脏骤停时维持氧气供应,提供时间给 AED 进行除颤。下面将详细探讨 AED 的使用和心肺复苏技巧,包括操作步骤、注意事项以及在急救场景中的应用。

### (一)AED的使用步骤

(1)准备 AED:将 AED 放置在患者身边,确保设备连接正常并开启。

(2)确定心脏骤停:检查患者是否没有意识,没有正常呼吸,无响应。

(3)呼叫急救:在确定心脏骤停后,立即拨打急救电话,通知急救人员。

(4)开始 CPR:开始进行心肺复苏,按照 30:2 的比例进行胸外按压和人工呼吸。

(5)准备 AED:在 CPR 开始后,准备 AED,将其放置在患者身边,打开 AED。

(6)贴心电图电极:将 AED 提供的电极粘贴在患者胸部,一个放在右上胸部,一个放在左下胸部。

(7)分析心律:AED 会分析患者的心律,确保所有人远离患者,不触碰患者。

(8)分析结果:根据 AED 的指示,判断是否需要进行电击。如果需要,确保所有人远离患者,按下电击按钮。

(9)进行电击:确保没有人触碰患者,按下电击按钮,AED 会释放电击。

(10)继续 CPR 和急救:根据 AED 的指示,继续 CPR 和急救措施,直到急救人员到达或患者恢复意识和呼吸。

### (二)心肺复苏技巧

1.胸外按压

在进行胸外按压时,要保持正确的位置和力度。手掌放在患者胸骨中央,另一只手叠放在上方,用身体重量施加足够的压力,使胸部下陷至少 5 厘米。按压和松开的速度应为 100 ~ 120 次 / 分钟。

2.人工呼吸

进行人工呼吸时,要保持患者头部后仰,握住患者下颚,捏住鼻子,用嘴对嘴或嘴对鼻进行呼吸。每次呼吸时间约为 1 秒,使胸部上升。

3. 交替进行 CPR 和除颤

在使用 AED 时，要注意按照指示交替进行 CPR 和除颤。除颤前确保所有人远离患者，确保场地安全。

### （三）AED 使用和心肺复苏技巧的注意事项

1. 注意安全

在使用 AED 和进行心肺复苏时，要确保自己和他人的安全。确保场地没有危险因素，如电气设备。

2. 及时呼叫急救

在发现心脏骤停后，要立即呼叫急救人员，以便专业医疗团队尽快到达现场。

3. 按照指示操作

使用 AED 时，要严格按照设备的语音指示和屏幕提示进行操作，遵循设备的步骤。

4. 不中断 CPR

在使用 AED 时，要确保 CPR 的进行不中断。AED 会在分析心律前提醒进行 CPR。

5. 切勿触碰患者

在 AED 分析和电击过程中，确保所有人不触碰患者，以防止电击传导。

AED 的使用和心肺复苏技巧是急救中至关重要的技能，可以在心脏骤停时挽救生命。了解 AED 的使用步骤和心肺复苏技巧，以及注意事项，对于普通人来说，都是有益的。通过提高公众的急救意识和技能，我们可以在紧急情况下更有信心地采取行动，为患者争取宝贵的时间，提高生存率。

# 第五节　窒息与气道梗阻的处理

## 一、窒息危险因素的防范

窒息是一种严重的生命威胁，特别是对于儿童和幼儿。窒息可以由各种原因引起，包括误食异物、呼吸道阻塞、窒息性窒息等。预防窒息是至关重要的，尤其对于儿童和易受伤者。下面将深入探讨窒息危险因素的防范措施，包括家庭、儿童、饮食、急救等多个方面。

## （一）家庭环境的窒息危险因素防范

### 1.幼儿玩具

选择适龄的玩具，避免小零件易于脱落的玩具，防止儿童吞食或塞入口鼻。

### 2.避免塑料袋和塑料薄膜

幼儿易将塑料袋放入口中，造成窒息。务必将塑料袋和薄膜放置在儿童无法触及的地方。

### 3.安全婴儿床和婴儿座椅

确保婴儿床的床围和床上用品不会导致窒息。在婴儿座椅中使用安全带，避免婴儿脱落或滑倒。

## （二）儿童窒息危险因素的防范

### 1.监督

在儿童活动时，保持监督，尤其是在吃饭、玩耍或使用玩具时。

### 2.食物切割

将食物切成适当大小，避免过大的食物导致儿童窒息。

### 3.食物选择

避免给儿童吃易卡喉的食物，如硬果仁、小鱼骨等。

## （三）饮食窒息危险因素的防范

### 1.切割食物

在准备食物时，将食物切割成小块，减少窒息风险。

### 2.喂食时坐直

儿童和成人在进食时都应坐直，避免用力咀嚼或大口吞咽。

### 3.避免急食

避免匆忙进食，尤其是在吃硬质食物时。

## （四）窒息的急救知识

### 1.掌握基本急救技能

了解急救基本技能，包括人工呼吸和胸外按压，以便在窒息紧急情况下能够提供有效的帮助。

### 2.学习窒息急救

参加急救课程，学习窒息急救技能，包括胸部拍击法和人工呼吸等。

### 3.调查窒息原因

在窒息紧急情况下，首先迅速调查窒息原因，采取适当的急救措施。

窒息是一种严重的生命威胁，但通过预防措施和急救知识，我们可以减少窒息的风险，并在紧急情况下提供有效的帮助。家庭环境中的注意事项，儿童食物和玩具的选择，以及掌握基本的急救技能，都有助于减少窒息的发生。在面临窒息紧急情况时，冷静地调查原因，并迅速采取适当的急救措施，可以挽救生命，保护人们的健康和安全。通过加强公众的窒息风险意识和急救能力，我们可以更好地应对紧急情况，保障自己和他人的健康。

## 二、气道梗阻的紧急处理方法

气道梗阻是一种紧急情况，指的是呼吸道中的气流受限，导致气体无法顺利进入肺部，造成呼吸困难甚至窒息。气道梗阻可以由各种原因引起，包括异物堵塞、过敏反应、呼吸道感染等。在面对气道梗阻紧急情况时，正确的急救处理方法可以挽救生命。下面将深入探讨气道梗阻的紧急处理方法，涵盖成人和儿童的处理步骤、急救技巧和注意事项。

### （一）气道梗阻的紧急处理步骤

1. 了解紧急情况

当有人出现呼吸困难、咳嗽无力或不能言语等症状时，怀疑气道梗阻可能发生。

2. 调查患者状况

询问患者是否能够发声、咳嗽或呼吸，根据患者的反应来判断气道梗阻的严重程度。

3. 紧急呼叫急救

如果患者出现气道梗阻症状，应立即呼叫急救，并告知急救人员情况。

4. 向前倾身体支持

对于成人患者，可以让其向前倾斜，用手撑在桌子、椅子等物体上，以帮助异物自行排出。

### （二）成人气道梗阻的急救技巧

1. 胸部冲击法（Heimlich 法）

站在患者身后，将一只手紧紧放在患者胸骨下缘，另一只手握住第一只手，用力向内和向上推。重复用力推动，直至异物排出或患者恢复呼吸。

2. 腹部冲击法

如果胸部冲击法不起作用，可以尝试腹部冲击法。站在患者背后，将手放在患者腹部下缘，用力向内和向上推，以推动异物排出。

### （三）儿童气道梗阻的急救技巧

**1. 婴儿胸部冲击法**

将婴儿置于手臂上，头部稍微低于身体，用手掌轻轻拍击其背部。如果背部拍击不起作用，可以采取类似 Heimlich 法的方式，用两指夹住胸骨下缘进行推压。

**2. 儿童胸部冲击法**

站在儿童背后，用手掌击打儿童背部。如果背部冲击不起作用，可以尝试类似成人的 Heimlich 法，用双手进行推压。

### （四）气道梗阻急救的注意事项

**1. 注意力和谨慎**

在进行气道梗阻急救时，要保持专注和谨慎，避免进一步加重患者的情况。

**2. 调查原因**

在急救过程中，要尽量了解患者的情况，确保正确地判断和处理气道梗阻的原因。

**3. 避免损伤**

在进行急救时，要注意避免对患者造成进一步的身体损伤，特别是在施行冲击法时。

气道梗阻是一种紧急情况，需要快速、准确的急救处理。通过了解成人和儿童气道梗阻的急救技巧和注意事项，我们可以在紧急情况下提供有效的帮助，挽救生命。急救中的每一步都需要谨慎和专注，以确保患者得到最佳的救助。通过普及气道梗阻急救知识，我们可以更好地应对紧急情况，保护自己和他人的健康和安全。

# 第六节　中风与心脏病突发状况

## 一、中风的FAST评估法

中风（脑卒中）是一种常见的急性脑血管疾病，严重危害人们的生命和健康。早期识别中风症状，并采取及时的紧急干预措施，可以大大降低中风的致残率和死亡率。FAST 评估法是一种简单、易记的中风症状识别方法，下面将详细探讨 FAST 评估法的内容、应用和意义。

### （一）FAST 评估法的含义和原理

FAST 是 Face（面部）、Arms（手臂）、Speech（语言）、Time（时间）四个单词的首字母缩写，代表脑卒中症状的主要特征。FAST 评估法旨在帮助人们快速、准确地识别中风症状，以便在最短的时间内寻求紧急医疗帮助。

1. 面部

观察患者的面部，寻找不对称的迹象，如一个嘴角下垂，无法保持对称的微笑。中风可能导致面部肌肉失去控制，引起明显的不对称。

2. 手臂

要求患者同时伸直双臂并平举，观察是否有一只手臂下垂或无法保持平举状态。中风可能会影响肌肉控制，导致手臂无法正常移动。

3. 语言

要求患者重复简单的句子，注意是否有言语困难、口齿不清或混乱。中风可能会影响大脑的语言中枢，导致言语障碍。

4. 时间

如果患者出现以上任何一个症状，应立即呼叫急救，并注意记录症状出现的时间。时间对于中风的紧急治疗非常关键，及早干预可以减少脑损伤的程度。

### （二）FAST 评估法的应用和意义

1. 快速判断中风症状

FAST 评估法是一种简单、易于记忆的方法，可以帮助普通人快速判断中风症状是否存在。通过面部、手臂、语言等指标的观察，可以在紧急情况下做出初步的判断。

2. 促使及早就医

中风是一种紧急情况，每分每秒都很重要。通过 FAST 评估法，可以迅速识别中风症状，立即呼叫急救，从而减少治疗的时间延迟，提高及早就医的机会。

3. 提高紧急干预效果

中风的紧急干预非常重要，及早采取治疗可以最大限度地减少脑损伤。通过 FAST 评估法，医护人员可以在患者到达医院之前做好准备，提高紧急干预的效果。

4. 提高公众中风意识

推广 FAST 评估法可以提高公众对中风的认识，帮助人们更好地了解中风症状，及时识别并采取行动。这有助于减少中风造成的严重后果。

FAST 评估法是一种简单而有效的中风症状识别方法，通过观察面部、手臂、语言等指标，可以帮助人们快速判断中风症状是否存在。及早识别中风症状，迅速呼叫急救，并在治疗的关键时间窗内提供紧急干预，有助于最大程度地减少脑损伤和提高患者的康复机会。通过普及 FAST 评估法，可以在公众中提高对中风的意识，使更多的人能够迅速判断中风症状并采取正确的行动。

在日常生活中，我们应该努力提高自己和他人对中风的认识，了解 FAST 评估法的内容和应用。当我们遇到可能有中风症状的人时，可以迅速运用 FAST 评估法进行初步判断，确保在急救的关键时刻能够及时行动。同时，定期体检、保持健康的生活方式、控制高血压、合理饮食等也是预防中风的重要手段。

总之，FAST 评估法是一个简单却非常有用的工具，可以在急救中起到关键的作用，帮助识别中风症状并采取及时的紧急干预措施。通过普及这一方法，我们可以更好地保护自己和他人的健康，减少中风造成的伤害，提高生活质量。在紧急情况下，只需要简单地记住 FAST 四个字母，就能够为中风患者争取到宝贵的时间，挽救生命。

## 二、心绞痛和心肌梗死的紧急干预

心绞痛和心肌梗死是两种严重的心血管疾病，都涉及到心脏供血不足。心绞痛是因冠状动脉供血不足引起的疼痛，心肌梗死则是冠状动脉完全阻塞导致心肌坏死。在面对这些紧急情况时，正确的急救干预可以挽救患者的生命。下面将继续探讨心绞痛和心肌梗死的紧急干预措施，包括药物治疗、急救技巧和就医建议。

### （一）心绞痛的紧急干预

1. 安静休息

患者在出现心绞痛症状时应立即停止活动，找一个安静的地方坐下或躺下，减少心脏负担。

2. 硝酸甘油

硝酸甘油是一种扩张冠状动脉的药物，可用于缓解心绞痛症状。患者可以在医生的指导下使用硝酸甘油，通常是含在舌下的药片。

3. 就医建议

即使使用药物缓解了症状，患者也应该尽快就医，以确定疼痛的原因并制定进一步的治疗计划。

### （二）心肌梗死的紧急干预

1. 呼叫急救

一旦怀疑患者出现心肌梗死，应立即呼叫急救，通知急救人员情况，以便进行紧急治疗。

2. 硝酸甘油

与心绞痛不同，心肌梗死患者不应自行使用硝酸甘油。在急救人员到达之前，可以等待急救人员提供专业的药物治疗。

3. 心肺复苏（CPR）

如果患者失去意识、没有呼吸或没有脉搏，需要立即进行心肺复苏，保证氧气供应，直到急救人员到达。

4. 急救除颤

如果患者心脏骤停，可以使用自动体外除颤器（AED）进行急救除颤，遵循 AED 的使用指南。

## （三）心绞痛和心肌梗死的就医建议

1. 就医诊断

无论是心绞痛还是心肌梗死，都需要在医疗机构接受专业的诊断，以确定疼痛的原因和严重程度。

2. 冠状动脉造影术

对于心绞痛和心肌梗死，医生可能会建议进行冠状动脉造影术，以确定冠状动脉是否有狭窄或阻塞。

3. 药物治疗

根据病情，医生可能会开具药物，如抗凝血药、抗血小板药、β 受体阻滞剂等，以帮助控制症状和预防并发症。

心绞痛和心肌梗死是严重的心血管疾病，需要紧急干预和专业治疗。在出现心绞痛和心肌梗死症状时，患者和周围的人应该迅速行动，呼叫急救，采取适当的急救措施。及早的心肺复苏、药物治疗和就医可以最大限度地减少心脏损害，挽救生命。了解心血管急救知识，有助于在紧急情况下做出正确的决策，提高患者的生存率和康复机会。同时，保持健康的生活方式、定期体检和遵医嘱也是预防心血管疾病的重要措施。

# 第三章 创伤、中毒的急救护理

## 第一节 外伤的分类与处理原则

### 一、概述

外伤是指由外界的力量、能量或物质对人体造成的损伤或伤害，是生活中常见的情况之一。外伤的处理需要根据不同类型的伤害采取相应的急救和治疗措施，以最大程度地减少损伤，促进伤口愈合。下面将详细探讨外伤的分类与处理原则，以便人们在面对不同外伤情况时能够正确应对。

#### （一）外伤的分类

外伤可以按照多种方式进行分类，如伤害部位、损伤程度、伤害类型等。以下是外伤的常见分类。

1. 伤害部位

（1）头部外伤：包括头部创伤、颅脑损伤等。

（2）胸部外伤：如胸部创伤、胸部压迫伤等。

（3）腹部外伤：涉及腹部的创伤、腹腔脏器损伤等。

（4）四肢外伤：涉及四肢的创伤、骨折、关节扭伤等。

2. 损伤程度

（1）轻度外伤：一般仅涉及皮肤的浅表创伤，如擦伤、浅表切割伤等。

（2）中度外伤：包括较深的切割伤、挫伤、浅表烧伤等。

（3）重度外伤：涉及严重的骨折、深度切割伤、大面积烧伤等。

3. 伤害类型

（1）创伤：包括皮肤切割伤、擦伤、挫伤等。

（2）烧伤：包括一度、二度、三度烧伤，可以由火焰、热液体等引起。

（3）冻伤：由低温导致皮肤和组织损伤。

（4）电击伤：由电流通过人体引起的伤害。

## （二）外伤处理的原则

无论外伤类型如何，都需要遵循一些基本的处理原则，以保护受伤者，减轻损伤，促进伤口愈合。以下是外伤处理的原则。

1. 保护自身和受伤者的安全

在处理外伤时，首要任务是确保自己和受伤者的安全。在现场存在危险时，应将受伤者移至安全地点。

2. 快速评估伤势

在急救过程中，迅速评估伤势的严重程度，判断是否需要紧急干预措施，如止血、心肺复苏等。

3. 控制出血

对于外伤引起的出血，应尽快采取措施进行止血。可以采取直接压迫法、提高伤处、压迫动脉等方法。

4. 清洁伤口

对于创伤伤口，需要用温水和肥皂清洗伤口，去除污垢和细菌，然后进行适当处理。

5. 保持伤者稳定

在处理骨折、关节扭伤等伤害时，要保持伤处稳定，减少移动，以免加重损伤。

6. 就医建议

根据伤势的严重程度，及早就医是至关重要的。对于严重外伤，尤其是头部外伤、胸部外伤等，要立即呼叫急救。

7. 防止感染

在处理伤口时，要注意预防感染。保持清洁，避免使用不干净的手和工具接触伤口。

8. 使用药物与敷料

根据伤势类型，可以使用适当的药物和敷料，如抗生素药膏、止痛药、伤口敷料等。

外伤的分类与处理原则是在应对紧急情况时必要的知识，能够帮助我们正确应对不同类型的伤害。无论是家庭日常生活还是事故现场，了解正确的外伤处理原则可以在关键时刻救助伤者，减轻伤害。通过学习外伤的分类与处理原则，我们可以提高急救的能力，保护自己和他人的生命和健康。同时，定期参加急救培训，了解更多的急救知识，将会对应对紧急情况有更多的信心和能力。

# 二、战场、运动、家庭外伤的处理对比

外伤是指由外界的力量、能量或物质对人体造成的损伤或伤害，可能发生在各种环境中，如战场、运动场所和家庭。尽管外伤的发生环境不同，但正确的急救和处理方法对于最大程度地减轻损伤、保护受伤者的健康和生命至关重要。下面将对战场、运动和家庭外伤的处理进行对比，探讨其相似之处和差异，并强调正确的应对策略。

## （一）战场外伤的处理

战场外伤与其他环境下的外伤有着明显的不同，主要体现在以下几个方面。

（1）伤势的严重程度：战场上的外伤通常更为严重，可能涉及枪伤、爆炸伤、刀伤等。伤者可能面临严重的出血、内脏损伤等。

（2）处理环境：战场环境复杂，可能存在战火、敌人等多重危险因素，急救人员需要在危险中施救。

（3）急救资源有限：战场上，急救资源可能有限，包括医疗设备、药物等。急救人员需要在有限的条件下进行处理。

## （二）运动外伤的处理

运动场所是人们参与体育锻炼的地方，不同类型的运动可能导致不同类型的外伤，具体如下。

（1）骨折、扭伤：运动中的剧烈活动可能导致骨折、关节扭伤等伤害，需要及时处理和固定。

（2）肌肉拉伤：运动过程中不适当的运动或拉伸可能导致肌肉拉伤，需要适当的冷敷、按摩和休息。

（3）脑震荡：一些高风险运动可能导致脑震荡，需要立即停止运动，就医检查。

## （三）家庭外伤的处理

家庭是最常见的外伤发生地，可能包括以下方面。

（1）刀伤、割伤：家庭中的锐器可能导致刀伤或割伤，需要用干净的布料进行止血，然后清洁伤口。

（2）烧伤、烫伤：家庭中的热液体、热器具可能导致烧伤或烫伤，需要用冷水冲洗伤口，避免感染。

（3）摔伤、碰伤：家庭中可能发生的摔倒、碰撞等情况可能导致擦伤、挫伤，需要进行冷敷和休息。

## （四）处理对比与总结

### 1.急救原则的共通性

无论是战场、运动场所还是家庭，都需要遵循一些基本的急救原则，如保护伤者和自己的安全、迅速评估伤势严重程度、控制出血等。

### 2.环境差异的影响

不同环境下的外伤处理都会受到环境的影响，如战场环境的危险性、急救资源的有限性等。

3. 处理方法的特异性

不同类型的外伤需要采取特定的处理方法，如战场外伤可能需要紧急止血，运动外伤可能需要冷敷和休息，家庭外伤可能需要清洁伤口并进行包扎。

4. 专业医疗的重要性

对于严重外伤，无论在哪种环境下，都需要及时寻求专业医疗的帮助。战场上的伤者需要在战地医院接受紧急手术和治疗，运动场所的运动员可能需要进行影像学检查和专业的康复，家庭中的外伤患者也应该在需要时就医诊治，以确保伤情得到妥善处理。

5. 预防意识的强调

在不同环境下，外伤的发生常常可以通过预防措施来避免。在战场上，战士们需要佩戴防护装备；在运动场所，运动员需要正确使用保护装备；在家庭中，人们需要注意家居安全，避免发生滑倒、碰撞等事故。

6. 急救培训的重要性

无论在哪种环境下，具备基本的急救知识和技能都是至关重要的。战场上的军人、运动场所的工作人员以及家庭成员都应该接受相应的急救培训，以便在紧急情况下能够正确应对。

战场、运动场所和家庭都可能发生不同类型的外伤，然而，在不同环境下的外伤处理有其特定的情况和要求。通过对这三种环境的外伤处理进行对比，我们可以看到它们之间的相似性和差异性。无论在哪种环境下，正确的外伤处理原则都是保护伤者生命和健康的关键。了解这些原则并接受相应的急救培训，将使我们在面对紧急情况时能够从容应对，为受伤者提供及时的帮助和救助。同时，强调预防和安全意识，可以减少外伤的发生概率，保障个人和社会的健康与安全。

# 三、创面清洁、缝合与伤口保护

创面是指皮肤或黏膜受到外界物理、化学、热量等因素损伤后形成的伤口。在日常生活中，创面的处理对于伤口的康复和愈合至关重要。创面的清洁、缝合和保护是有效促进愈合过程的关键步骤。下面将深入探讨创面清洁、缝合和伤口保护的重要性以及正确的处理方法。

## （一）创面清洁

创面清洁是伤口处理的第一步，它能够有效减少感染的风险，保持伤口周围的组织环境清洁。以下是创面清洁的步骤和注意事项。

洗手：在进行创面处理之前，务必洗净双手，并戴上无菌手套，以避免细菌交叉感染。

使用生理盐水或清洁水：选择合适的清洁液体，如生理盐水或清洁水，用来冲洗创面。避免使用刺激性强的溶液，如过氧化氢，以免影响伤口愈合。

轻柔冲洗：使用注射器或洗伤器轻柔冲洗创面，从创面中心向外冲洗，以确保创面的彻底清洁。

擦拭创面周围皮肤：使用棉球或无菌纱布轻轻擦拭创面周围的皮肤，以去除可能存在的污垢和细菌。

避免摩擦和刺激：在清洁创面时，要避免过度摩擦和刺激，以免损伤创面周围的健康组织。

用干净的纱布轻轻吸干水分：清洁后，使用干净的纱布轻轻吸干创面上的水分。

## （二）缝合伤口

在某些情况下，需要将创面进行缝合以促进愈合和减少伤口留下的疤痕。以下是缝合伤口的步骤和注意事项。

判断是否需要缝合：伤口的大小、深度和位置都是判断是否需要缝合的因素。较大或较深的伤口、边缘无法自然靠拢的伤口可能需要缝合。

局部麻醉：在进行缝合前，可能需要进行局部麻醉，以减轻疼痛和不适。

创面准备：清洁伤口，确保伤口周围的皮肤干净，以防止感染。

缝合材料选择：选择适当的缝合线或缝合胶水，根据伤口的特点来确定。

缝合技巧：使用医疗钳和缝合线，将创面边缘靠拢，进行缝合。缝合时要均匀而轻柔，避免过紧或过松。

敷料覆盖：在缝合后，覆盖伤口用干净的无菌敷料，以保护伤口不受细菌污染。

## （三）伤口保护

伤口保护是为了确保创面在愈合过程中不受外界干扰和感染，以及减少疤痕的形成。以下是伤口保护的步骤和注意事项。

敷料选择：选择合适的敷料，如无菌敷料、透明敷料或防水敷料。根据伤口的性质选择适当的敷料类型。

避免过度湿润：避免让伤口过度湿润，可以使用防水敷料或防水透气性敷料，以防止水分进入伤口。

定期更换敷料：根据医生的建议，定期更换敷料，以确保伤口的清洁和干燥。

避免自行撕裂敷料：不要自行撕裂或摘下敷料，以免损伤伤口和愈合过程。

避免过度活动：如果伤口位于关节处，要避免过度活动，以免影响伤口的愈合。

饮食调理：保持健康的饮食，摄取足够的营养，有助于加速伤口的愈合。

遵循医生建议：根据医生的建议进行伤口的护理和处理，及时就医进行复查，以确保伤口愈合的顺利进行。

创面清洁、缝合和伤口保护是有效促进伤口愈合的重要步骤。正确的创面处理可以减少感染的风险，缩短愈合时间，降低疤痕的形成。在进行创面清洁时，要注意使用适当的清洁液体，避免刺激性溶液。缝合伤口需要在清洁的环境下进行，确保创面周围的皮肤干净。伤口保护则需要选择适当的敷料，避免过度湿润和撕裂，同时注意保持适当的休息和饮食。总之，正确的创面清洁、缝合和伤口保护是确保伤口康复的关键步骤，对于伤者的健康和舒适都有着重要的意义。

# 第二节 外伤性出血的处理

## 一、概述

外伤性出血是指由于外界物理力量导致的血管破裂而引发的出血现象。无论是轻微划伤还是严重的创伤，外伤性出血都可能发生，因此正确处理外伤性出血对于保护伤者的生命和健康至关重要。下面将深入探讨外伤性出血的分类、处理原则以及不同类型的急救方法。

### （一）外伤性出血的分类

外伤性出血可以按照不同的标准进行分类，如出血的速度、程度、出血部位等。以下是外伤性出血的常见分类。

1. 根据出血速度

急性出血：出血迅速而大量，可能导致休克和生命危险。

慢性出血：出血较为缓慢，但持续时间较长，可能导致贫血和虚弱。

2. 根据出血部位

动脉性出血：血液呈搏动状喷射，颜色鲜红，出血速度较快。

静脉性出血：血液呈持续渗出，颜色较暗，出血速度较慢。

毛细血管性出血：血液呈渗出状态，常见于皮肤划伤或挫伤。

3. 根据出血程度

一度出血：仅有少量血液流出。

二度出血：出血较多，但不足以威胁生命。

三度出血：大量出血，可能导致休克和生命危险。

## （二）外伤性出血的处理原则

在处理外伤性出血时，需要遵循一些基本的原则，以最大程度地减少出血量、防止休克和感染，并保护伤者的生命和健康。以下是处理外伤性出血的原则。

保护自己和受伤者的安全：在处理出血伤势时，首要任务是确保自己和受伤者的安全。如果事故现场存在危险，应将受伤者移到安全地点。

迅速控制出血：控制出血是处理外伤性出血的首要任务。采取直接压迫、提高出血部位、应用止血带等方法，迅速减少出血量。

使用干净的材料：在进行止血或包扎时，要确保使用干净的无菌材料，以防止感染。

创面清洁：在控制出血后，要进行创面的清洁，以避免伤口感染。

包扎固定：使用适当的敷料和包扎方法，固定创面，减少出血和细菌感染的风险。

保持伤者稳定：外伤性出血可能导致休克，需要保持伤者的头部低于心脏，保持体位稳定，以提供足够的氧气。

就医建议：对于严重出血，特别是三度出血，应立即呼叫急救，及时就医。

## （三）不同类型的急救方法

压迫止血法：对于出血的创面，可以使用手指、纱布或止血带进行直接压迫，以减缓或停止出血。压迫应坚持一段时间，直到出血停止或得到控制。

提高出血部位：将出血部位抬高，有助于减少血液流入该部位，从而减轻出血。

使用止血带：止血带适用于四肢出血较为严重的情况。将止血带绕在出血部位上，用松紧带固定，注意不要过紧，以免影响血液循环。

包扎止血法：使用干净的无菌纱布或绷带，将伤口覆盖住，并进行紧密包扎，以防止细菌感染和继续出血。

使用止血剂：一些止血剂可以帮助在急救过程中减缓出血，如止血海绵、止血粉末等。但使用前应先了解具体的使用方法和适应证。

急救后就医：尽管急救措施可以控制出血，但仍然需要尽早就医，以便专业医生对伤口进行进一步的检查和处理。

外伤性出血是一种常见但也可能危及生命的紧急情况。正确的急救方法可以有效地减轻出血量，防止感染和休克，保护伤者的生命和健康。在处理外伤性出血时，需要根据出血的性质和严重程度采取适当的止血方法，如压迫止血、提高出血部位、使用止血带等。同时，创面的清洁和包扎也是防止感染和继续出血的重要步骤。在进行急救时，务必保护自己和伤者的安全，遵循正确的处理原则，尽早就医以确保伤者得到适当的治疗。通过掌握正确的外伤性出血处理方法，我们可以在紧急情况下做出正确的判断和应对，保障伤者的生命安全。

## 二、血管类型与出血量的关系

血管是人体内循环系统的重要组成部分，负责将血液输送到身体各个部位，以满足组织和器官的需求。然而，当血管受到外界的物理、化学或其他刺激时，可能会破裂引发出血。不同类型的血管具有不同的结构和功能，因此在出血时，其出血量和严重程度也会有所不同。下面将深入探讨不同类型的血管与出血量之间的关系，以及在不同类型的出血情况下的应对方法。

### （一）血管类型及其特点

1. 动脉

动脉是将氧合血从心脏输送到全身各个组织和器官的血管。动脉具有较厚的壁层，弹性良好，能够承受较高的血液压力。动脉分为大动脉和小动脉，大动脉分支出的小动脉称为细动脉，细动脉进一步分为毛细血管。

2. 静脉

静脉是将含有代谢产物的脱氧血从组织输送回心脏的血管。静脉壁相对较薄，弹性较差，血液压力较低。在体表，静脉通常较为明显，容易受到外界刺激。

3. 毛细血管

毛细血管是血管系统中最细小的血管，其壁仅由一层内皮细胞构成。毛细血管起到氧气和营养物质与组织细胞之间的交换作用。

### （二）血管类型与出血量的关系

不同类型的血管破裂引发的出血量和严重程度有所不同，这与血管的结构和功能密切相关。

1. 动脉性出血

动脉破裂引发的出血通常较为剧烈，血液会呈搏动状喷射，颜色鲜红。这是因为动脉壁较厚，弹性好，能够承受较高的血液压力，一旦破裂，血液会迅速流出。动脉性出血较难控制，需要迅速采取止血措施。

2. 静脉性出血

静脉破裂引发的出血相对较为缓慢，血液会持续渗出，颜色较暗。由于静脉壁较薄，血液压力较低，出血速度较慢。静脉性出血相对容易控制，但如果出血较多，仍然需要及时处理。

3. 毛细血管性出血

毛细血管破裂引发的出血通常较为微小，血液会呈渗出状态，常见于皮肤划伤或挫伤。由于毛细血管壁仅由一层内皮细胞构成，出血量较少，通常不会引发严重的出血情况。

### （三）不同类型出血的应对方法

1. 动脉性出血处理

迅速进行直接压迫：使用干净的无菌纱布或手指，直接压迫在出血部位上，以减缓或停止出血。

使用止血带：如果动脉性出血较严重，可以使用止血带进行紧急止血，但要注意时间不宜过长，以免影响组织的血液供应。

2. 静脉性出血处理

提高患肢：将受伤部位抬高，有助于减缓出血速度。

使用干净的敷料：使用干净的无菌纱布或绷带覆盖伤口，进行包扎，防止继续渗出。

3. 毛细血管性出血处理

清洁伤口：用生理盐水或清洁水轻柔地清洁伤口，避免感染。

轻轻按压：用干净的纱布轻轻按压伤口，帮助止血。

血管类型与出血量之间存在明显的关系，不同类型的血管破裂引发的出血情况各异。了解不同类型出血的特点，对于在紧急情况下正确应对出血情况具有重要意义。无论是动脉性、静脉性还是毛细血管性出血，都需要根据出血严重程度和出血速度采取适当的止血措施，如压迫止血、提高受伤部位、使用止血带、清洁伤口、使用干净的敷料等。在实际急救中，应根据伤者的具体情况和出血情况，灵活运用这些方法来控制出血。

此外，还需强调以下几点注意事项。

防止交叉感染：在进行止血和处理伤口时，要保证自己和伤者的双手洁净，并戴上无菌手套，以避免交叉感染。

注意止血带的使用时间：如果需要使用止血带，要注意时间不宜过长，通常不应超过 1 ~ 2 小时，以免影响组织的正常血液供应。

避免用力过猛：在进行直接压迫或包扎止血时，不要用力过猛，以免损伤周围的组织。

尽早就医：尽管急救措施可以控制出血，仍然需要尽早就医，以便专业医生对伤口进行进一步的检查和处理。

针对休克的处理：严重出血可能导致休克，需要保持伤者的体位稳定，头部低于心脏，保持体位平卧，以确保足够的血液和氧气供应。

血管类型与出血量之间存在密切关系，不同类型的血管破裂引发的出血情况各异。动脉性出血较为剧烈，静脉性出血较为缓慢，毛细血管性出血较微小。了解不同类型出血的特点，对于在紧急情况下正确应对出血情况具有重要意义。在进行急救时，要根据出血的类型、严重程度和速度采取适当的止血措施，如压迫止血、提高受伤部位、使用止血带、清洁伤口、使用干净的敷料等。同时，还需注意防止感染、避免过度用力以及尽早就医的重要性。通过正确的急救措施，可以有效地控制出血，保护伤者的生命和健康。

## 三、不同类型止血方法的选择

止血是处理外伤性出血的关键步骤之一，不同类型的出血情况需要采取不同的止血方法。根据出血的性质、部位和严重程度，选择合适的止血方法可以有效地控制出血，保护伤者的生命和健康。下面将深入探讨不同类型的止血方法及其适用场景，以及在紧急情况下的应对策略。

### （一）直接压迫止血法

直接压迫是最常见也是最简单有效的止血方法之一。根据出血的性质和部位，可以采取不同的压迫方式。

对于动脉性出血：动脉性出血通常较为剧烈，需要迅速采取措施。可以用干净的无菌纱布、手指等直接压在出血部位上，以减缓或停止出血。压迫的力度要适中，避免过度用力。

对于静脉性出血：静脉性出血通常相对缓慢，可以用干净的无菌纱布轻轻压在出血部位上，帮助减缓出血速度。同时，可以提高受伤部位，有助于减少血液流入该部位，从而减少出血。

对于毛细血管性出血：毛细血管破裂引发的出血一般较微小，可以使用干净的纱布轻轻按压在出血部位上，以帮助止血。

### （二）止血带的使用

止血带适用于严重动脉性出血，但使用要谨慎，时间不宜过长。

使用止血带的条件：止血带适用于四肢出血严重，无法通过其他方法有效控制出血的情况。但要注意，使用止血带可能导致缺血和组织坏死，应该尽量避免使用。

止血带的正确使用：将止血带绕在离伤口近心脏的部位，用松紧带固定，不要过紧，以免影响血液供应。同时，要在使用止血带的周围做好标记，记录下止血带的使用时间。

控制使用时间：止血带的使用时间不宜过长，通常不应超过 2 小时，以免影响组织的正常血液供应。使用过程中应注意观察伤者的状况，一旦出现异常，应立即松开止血带。

### （三）止血药物的应用

止血药物适用于轻度出血和毛细血管性出血，但要注意选择合适的止血药物。

敷用止血药物：一些敷用止血药物，如止血海绵、止血粉末等，可以用于轻度出血或毛细血管性出血的情况。这些药物通常能够在创面上形成凝块，帮助止血。

使用止血喷雾：止血喷雾是一种常见的急救用品，适用于皮肤挫伤、切口等较小的出血情况。喷雾剂可以在伤口上形成一层保护膜，帮助止血。但要注意，不适用于严重出血或深部创伤。

### （四）绷带包扎止血法

绷带包扎是一种常见的止血方法，适用于控制较为渗漏性的出血情况。

正确包扎方法：使用干净的无菌纱布或绷带，将伤口覆盖住，并进行紧密包扎。要注意不要过紧，以免影响血液循环，同时也要确保包扎不会滑落。

增加压力点：在包扎的过程中，可以增加一些额外的压力点，以帮助更好地控制出血。例如，在关节附近可以适当加压，减少出血。

### （五）封闭法

封闭法适用于紧急情况下无法立即得到专业急救的情况，但应谨慎使用。

使用胶带封闭伤口：如果没有合适的止血物品，可以使用无菌胶带将伤口封闭，以减少出血。但要确保伤口干净，尽量避免感染。

### （六）专业医疗干预

尽管急救措施可以控制出血，但仍然需要尽早就医，特别是严重出血的情况。

及时就医：对于严重出血，特别是动脉性出血和三度出血，应立即呼叫急救，寻求专业医疗干预。医疗人员可以根据具体情况采取更为精细和有效的止血方法。

不同类型的止血方法适用于不同的出血情况，正确的选择和应用可以有效地控制出血，保护伤者的生命和健康。在进行急救时，要根据出血的性质、部位、严重程度和速度采取适当的止血方法，如直接压迫、止血带、止血药物、绷带包扎、封闭法等。同时，要注意保护自己和伤者的安全，防止交叉感染。然而，急救只是初步控制出血的手段，尽管出血得到了暂时的控制，仍然需要尽早就医，以便专业医疗人员进行进一步的诊断和处理。通过正确的止血方法和专业的医疗干预，我们可以在紧急情况下保护伤者的生命和健康。

# 第三节　骨折与关节脱位的紧急处理

## 一、不同骨折类型的特点与应急处理

骨折是指骨骼断裂或折断，通常是由于外力作用于骨骼超过其强度范围而引起的。骨折可能在日常生活中发生，因此了解不同骨折类型的特点以及应急处理方法是非常重要的。下面将深入探讨不同骨折类型的特点，包括开放性骨折、闭合性骨折、疲劳性骨折等，并介绍在紧急情况下的应对策略。

### （一）开放性骨折

开放性骨折，又称复合性骨折，是指骨折部位的皮肤被撕裂或穿透，造成骨折部位与外界直接相连。其特点如下。

（1）骨折部位可见外露的骨头，皮肤可能受损，伤口通常较大。

（2）出血较为明显，可能会有剧烈疼痛。

（3）感染风险较高，因为伤口直接与外界接触。

应急处理方法如下。

（1）首先，确保自己和伤者的安全。如果有危险，务必先将伤者移到安全地点。

（2）切勿尝试将骨头推回到皮肤下，以免加重伤害。

（3）用干净的无菌纱布或敷料覆盖伤口，以避免感染。

（4）用绷带轻轻包扎，但不要过紧，避免影响血液循环。

（5）尽早就医，专业医生可以进行更为精细的处理和感染预防。

### （二）闭合性骨折

闭合性骨折是指骨折部位的皮肤没有受损，骨折部位没有与外界直接相连。其特点如下。

（1）骨折部位皮肤完整，没有外露的骨头。

（2）出血较少，疼痛程度因骨折的严重程度而异。

（3）感染风险相对较低。

应急处理方法如下。

（1）保持骨折部位的稳定，避免移动，以减轻疼痛和可能的骨移位。

（2）可以使用自制的固定物或专业急救器材，如板条、绷带等，固定骨折部位，避免移动。

（3）如果疼痛严重，可以适当地使用止痛药缓解疼痛，但要遵医嘱使用。

### （三）疲劳性骨折

疲劳性骨折是由于反复的微小外力作用于骨骼，导致骨骼逐渐疲劳、损伤和折断。其特点如下。

（1）通常发生在经常重复负荷的部位，如跑步者的胫骨。

（2）可能会出现隐痛、肿胀和轻微的疼痛。

（3）受损部位可能出现疲劳裂纹，但通常没有明显的骨移位。

应急处理方法如下。

（1）休息：及时停止对受损部位的活动，给予足够的休息时间。

（2）冷敷：用冰袋轻轻冷敷受损部位，有助于减轻肿胀和疼痛。

（3）使用支具：根据医生建议，使用支具或拐杖来减轻受损部位的压力。

（4）就医：对于疲劳性骨折，需要尽早就医，以便进行详细的检查和治疗。

不同骨折类型具有不同的特点和应急处理方法。了解不同骨折类型的特点，能够在紧急情况下正确判断并采取适当的急救措施，有助于减轻疼痛、防止骨移位以及降低感染风险。无论是开放性骨折、闭合性骨折还是疲劳性骨折，都需要根据具体情况采取合适的处理方法，并尽早就医以获得更好的治疗效果。通过正确的应急处理，我们可以在遇到骨折情况时，保护伤者的健康并减轻其痛苦。

## 二、关节脱位的复位和固定技巧

关节是连接骨头的重要组成部分，能够使身体完成各种运动。然而，由于外力撞击、扭伤或其他因素，关节可能发生脱位，即关节面失去正常的连接。关节脱位可能引起剧烈的疼痛、肿胀和运动障碍。在遭遇关节脱位时，正确的复位和固定技巧是非常重要的，下面将深入探讨关节脱位的复位和固定技巧，以及应急处理策略。

### （一）关节脱位的类型和常见部位

关节脱位可以发生在人体的各个部位，根据脱位的类型和部位不同，其复位和固定技巧也会有所不同。

1.肩关节脱位

肩关节脱位是最常见的关节脱位之一，通常发生在肩部上方。肩关节的复位较为复杂，需要专业医生进行。在急救时，可以帮助伤者固定肩部，以减轻疼痛。

2.肘关节脱位

肘关节脱位常发生在手臂的内侧或外侧，伴有明显的肿胀和疼痛。复位时需要注意保护肘部周围的神经和血管。

3. 膝关节脱位

膝关节脱位可能会发生在膝盖内侧或外侧，通常由于剧烈扭伤引起。复位前应检查是否有其他骨折等伴随损伤。

4. 踝关节脱位

踝关节脱位通常由于扭伤引起，会导致明显的疼痛和肿胀。复位前应确保没有骨折，同时注意防止伤及足部的血管和神经。

5. 指关节脱位

手指关节脱位常见于体育运动和意外伤害，复位时要小心保护周围组织，避免伤害到血管和神经。

### （二）关节脱位的复位技巧

1. 准备工作

在进行关节脱位的复位前，要保证自己和伤者的安全，避免进一步损伤。

2. 检查伤势

首先要进行伤势检查，确定是否存在骨折、软组织损伤等其他并发症。

3. 镇静伤者

关节脱位通常伴随剧烈的疼痛，要劝导伤者放松，尽量避免痉挛。

4. 应用适当的力量

在进行复位时，要用适当的力量和角度，使脱位的关节面重新复位。这需要根据具体情况，可能需要专业医生的指导。

5. 避免过度力量

复位时要小心不要用过度的力量，避免引起更严重的损伤。在不确定的情况下，应等待专业医生的到来。

### （三）关节脱位的固定技巧

复位后，对关节进行固定是非常重要的，以防止脱位再次发生并促进愈合。

1. 使用支具

支具可以帮助稳定关节，防止关节再次脱位。根据关节和伤势的不同，可以使用石膏、绷带、固定带等。

2. 使用拐杖

对于下肢关节的脱位，如膝关节或踝关节，可以使用拐杖或助行器来减轻关节的负担，促进康复。

3. 短期休息

在关节脱位复位后，伤者需要适当的休息和恢复时间，避免过度运动和负重。

4. 物理治疗

在关节脱位复位后，进行物理治疗有助于恢复关节的功能和稳定性。物理治疗师可以设计个性化的康复方案，包括肌肉锻炼、伸展运动和康复训练。

5. 遵医嘱

关节脱位的固定和康复过程需要专业医生的指导和监督，伤者应严格遵循医生的建议和治疗计划。

### （四）应急处理策略

1. 保护伤者和自己的安全

在应对关节脱位时，首要任务是确保伤者和急救人员的安全。必要时，先将伤者移至安全地点。

2. 判断脱位的类型

在进行复位和固定之前，要准确判断关节脱位的类型和程度。如果有骨折或其他并发症，应当谨慎行事。

3. 镇定伤者情绪

关节脱位可能伴随剧烈的疼痛和不适，需要劝导伤者保持镇定，避免因痉挛等因素影响复位过程。

4. 寻求专业医疗干预

尽管急救人员可以进行初步处理，但复位和固定需要专业医生进行。在应急处理后，应尽早就医以获得更为详细的检查和治疗。

关节脱位的复位和固定是急救过程中的重要环节，需要根据不同关节的特点和伤势程度进行灵活应对。正确的复位和固定技巧能够有效地减轻伤者的痛苦，促进康复。在处理关节脱位时，应注意保护伤者的安全，进行适当的准备工作，遵循正确的复位和固定原则，并在复位后寻求专业医疗干预。通过正确的应急处理，我们可以为关节脱位伤者提供及时的帮助，促进其尽早康复和恢复正常生活。

# 第四节　急性中毒概述

# 一、定义

中毒：某些物质进入人体后，在效应部位积累到一定量通过生物化学或生物物理作用导致组织器官功能或结构损害而出现一系列症状和体征的过程，称为中毒。

急性中毒：引起中毒的物质称毒物，毒物短时间内通过吞食、吸入、皮肤吸收或注射途径进入人体内，引起急性中毒症状的称为急性中毒。

慢性中毒：主要由于长时间反复接触少量毒物引起，多见于职业病。

一般而言，患者所接触的毒物毒性越强、剂量越大、接触时间越长，患者越容易发生中毒，中毒的程度越严重。现场急救主要介绍急性中毒。

## 二、毒物的种类

1. 工业性毒物

（1）强酸碱：浓硫酸、硝酸、盐酸；氢氧化钠、浓氨水等。

（2）有机溶剂：甲醇、乙醇、汽油、煤油、四氯化碳等。

（3）刺激性气体：氨、氯、二氧化氮等。

（4）金属盐：铅、汞、砷（砒霜）、镉、钡、铊等。

（5）窒息性：亚硝酸盐、苯胺、硝基苯、一氧化碳、硫化氢、氰化物、杀鼠剂等。

2. 药物

麻醉镇静剂、阿托品类等。

3. 农药

有机磷、有机氯、有机氟、磷化氯等。

4. 有毒动植物

（1）动物：河豚、蛇、鱼胆、蜂蝎等。

（2）植物：毒蕈、曼陀罗、钩吻、木薯、四季豆等。

5. 细菌性食物中毒：食物被致病性肠道细菌或细菌毒素污染。

## 三、中毒的病因

1. 职业性中毒

（1）生产过程发生意外。

（2）保管、使用过程发生意外。

（3）运输过程发生意外。

2. 生活性中毒

（1）误食有毒食物。

（2）药物过量。

（3）有意服毒。

## 四、毒物的体内过程

1.毒物进入人体的途径

（1）呼吸道。最方便、最迅速，也是毒物作用发挥最快的一种途径。

（2）消化道。

（3）皮肤黏膜。

2.毒物的代谢

毒物被吸收后进入血液，分布于全身，主要是在肝脏进行代谢。毒物代谢受年龄、性别、剂量、肝功能、进入途径等的影响。

3.毒物的排泄

经肾脏随尿排出是毒物从体内排出的主要途径。毒物也可通过肠道、汗腺、唾液、乳汁等途径排泄。

## 五、中毒的机制

（1）局部刺激、腐蚀作用：常见于强酸、强碱中毒。强酸、强碱使局部组织脱水、变性、坏死。

（2）缺氧：常见于一氧化碳、硫化氢、氯气、氰化物等中毒。一氧化碳、硫化氢、氯气、氰化物等窒息性毒物通过不同的途径阻碍氧的吸收、转运和利用。

（3）中枢的麻醉与抑制作用：常见于镇静催眠药和吸入性麻醉剂等中毒。有机溶剂（苯类）和吸入性麻醉药（乙醚）有强嗜脂性，以及镇静剂作用于脑组织造成脑功能抑制。

（4）抑制酶的活力：常见于有机磷杀虫剂、氰化物等中毒。氰化物抑制细胞色素氧化酶、有机磷农药抑制胆碱酯酶、重金属抑制含巯基酶。

（5）干扰细胞膜和细胞器的生理功能：四氯化碳经氧化去氯产生自由基，使肝细胞膜中脂肪酸过氧化导致线粒体、内质网变性、肝细胞坏死。常见于四氯化碳、三氯甲烷等中毒。

（6）受体竞争：常见于阿托品等中毒，如阿托品阻断胆碱能受体。

## 六、中毒的评估和判断

### （一）询问病史：重点询问职业史和中毒史

（1）有无毒物接触史，出现症状的环境状况。

（2）与进食的关系，有无不洁食物进食史。

（3）有无类似表现的群体发病现象。

（4）患者身边有无可疑的药物或毒物包装。（将剩余食物、呕吐物、包装物保留送检）

（5）患者发病前的情绪状况及家庭社会环境。

## （二）典型症状和体征

1. 皮肤黏膜

（1）烧灼伤：强酸碱直接接触。

（2）发绀：亚硝酸盐、麻醉剂等。

（3）黄染：毒蕈、鱼胆、四氯化碳等。

（4）潮红：一氧化碳、乙醇、阿托品类。

（5）干燥无汗：阿托品类。

（6）多汗潮湿：有机磷。

2. 眼睛

（1）瞳孔缩小：有机磷、吗啡类、巴比妥、毒蕈等。

（2）瞳孔扩大：阿托品类、乙醇、麻黄碱等。

（3）视力障碍：甲醇、苯丙胺等。

3. 呼吸系统

（1）呼吸气味。

①苦杏仁味：氰化物。

②大蒜味：有机磷杀虫剂。

③酒味：乙醇、甲醇。

（2）异常呼吸。

①呼吸困难：亚硝酸盐、一氧化碳等。

②呼吸减慢：镇静剂、麻醉剂。

③急性肺水肿：刺激性气体、有机磷杀虫剂。

4. 消化系统

（1）流涎：有机磷杀虫剂。

（2）腹痛、呕吐、腹泻：有机磷、毒蕈、食物中毒等。

（3）肝损害：毒蕈、四氯化碳等。

## （三）中毒严重的征象

（1）精神、意识状态发生改变。

（2）高热 / 低体温；脉搏细弱，过快 / 过慢 / 不规则；呼吸过快 / 过慢 / 不规则，有明显的缺氧、肺水肿表现；血压下降。

（3）瞳孔大小发生改变。

（4）发生肢体抽搐、麻痹、无力、瘫痪。

（5）尿量少。

（6）持续呕吐、腹痛、腹泻；呕吐物、粪便颜色改变。

（7）皮肤、黏膜出血。

## （四）毒物检测

毒物分析是唯一客观的最后确定急性中毒诊断的方法。

# 七、现场急救

## （一）立即终止接触毒物

1.吸入性中毒

尽快脱离中毒现场，帮助他人脱离中毒现场时，首先应注意自身安全。

2.皮肤黏膜接触性中毒

（1）除去被污染的衣物。

（2）用清水充分清洗被污染的皮肤黏膜，或选用有助于降低毒性的溶液冲洗。常用的皮肤清洁剂及其适用对象如下。

酸性（有机磷、挥发性油剂、甲醛、强酸）：选择5%的碳酸氢钠、肥皂水。

碱性（氨水、氢氧化钠）：选择3%～5%的硼酸、醋酸、食醋。

苯类：选择10%的乙醇。

无机磷（磷化锌、黄磷）：选择1%的碳酸钠。

## （二）清除尚未吸收的毒物

1.催吐：神清合作者应用

（1）机械催吐：用温开水（30～35 ℃）或清水300～500 mL一次饮下，引吐。反复进行，至胃内容物完全吐出为止。

（2）药物催吐：吐根糖浆、阿扑吗啡。

禁忌证：不合作，意识障碍、惊厥、服腐蚀性毒物、食管胃底静脉曲张等。

2.洗胃：尽早彻底，少量多次

绝对适应证：服毒≤6小时。

相对适应证：服毒大于6小时小于24小时，但毒物量大、胃排空慢、毒物颗粒小、酚类或肠衣药片。

禁忌证：腐蚀性毒物、抽搐、呕血、有食管静脉曲张史。

# 第五节 农药中毒

## 一、常识

农药是指在农业生产中，为保障、促进植物和农作物的生长，所施用的杀虫、杀菌、杀灭有害动物（或杂草）的一类药物的统称。

农药中毒是指在接触农药过程中，农药进入机体的量超过了正常人的最大耐受量，使人的正常生理功能受到影响，引起机体生理失调和病理改变，表现出一系列的中毒症状。

农药厂农药出料、包装工，检修工和农忙季节农药配制、施药人员容易发生农药中毒。

在农药应用中，以有机磷农药的用途最广、用量最大。农药中毒也以有机磷农药中毒（Acute Organophosphorus Poison，AOP）最为多见，严重威胁患者的生命。本节重点介绍急性有机磷农药中毒。

## 二、原因

（1）自杀。

（2）误服。

（3）他杀。

（4）不注意个人防护（如高温状态下，下田间喷洒农药）。

## 三、程度

轻度：头晕头痛、全身乏力、多汗流涎、恶心腹痛等症状。血胆碱酯酶活性为正常值的 50% ~ 70%。

中度：瞳孔缩小、视力模糊、大汗流涎、肌肉颤、腹痛腹泻、恶心呕吐、胸闷气短、全身无力、头晕头痛加重。血胆碱酯酶活性为正常值的 30% ~ 50%。

重度：中毒者意识不清、昏迷、面色苍白、针尖样瞳孔、大汗淋漓、肌颤、大小便失禁、呼吸困难、心率慢、血压下降。血胆碱酯酶活性为正常值的 30% 以下。

## 四、急救

### （一）急救步骤

（1）紧急评估。

（2）迅速切断毒源。

（3）拨打急救电话"120"，送往医院进一步救治。

（4）心理疏导。

### （二）急救方法

1. 紧急评估，弄清农药名称或类别

根据患者表现及农药接触史（口服、吸入、皮肤黏膜接触），最好能确认中毒农药名称。

2. 迅速切断毒源

迅速切断毒源，成为抢救成功的关键，绝不能不做任何处理就直接拉患者去医院，否则会因增加毒物的吸收而加重病情。

（1）对确诊或怀疑有机磷中毒的患者，要立即离开中毒现场，脱离接触。

（2）对皮肤接触中毒的患者，应马上把污染的衣帽鞋等脱掉，先用大量微凉的水冲洗头发及全身，然后用大量微温的水冲洗头发及全身，再用温水肥皂擦洗冲净。但若为敌百虫中毒，则不能用肥皂洗，因其在碱性溶液中可分解为毒性更强的敌敌畏。除洗澡外，还要用壶装入凉开水，为患者冲洗眼睛，要将其上下眼睑分开并外翻，充分洗净残留的药。皮肤是接触毒物较多的部位，可以出现瘙痒、肿胀、发炎、疼痛及起水疱，应轻轻冲洗，保护皮肤勿使破溃，以免引起感染。

（3）对于口服中毒者必须消除消化道内毒物，神志清醒者予以催吐，尤其对餐后服毒者适用，中毒者先自吐再饮水 300 ~ 500 mL，再用自己手指或压舌板或筷子刺激咽后壁或舌根诱发呕吐，如此反复进行，直至胃内容物完全吐出为止。

（4）对吸入中毒者要立即置于通风或空气流通处，也可将患者置于上风口，避免继续吸入有毒物质。有条件者应吸氧治疗，以缓解呼吸道症状。

3. 拨打急救电话"120"，送往医院进一步救治

4. 加强心理疏导

有机磷中毒的一个重要原因是患者服毒自杀，应针对服毒原因给予安慰，关心体贴患者，不歧视患者，为患者保密，让家属多陪伴患者，使患者得到多方面的心理安慰，防止其再次服毒。

# 五、预防

## （一）预防农药污染与中毒

我国农药中毒高发的原因主要是生产工艺落后、保管不严、配制不当、任意滥用、操作不善、防护不良，因此，预防的重点如下。

（1）改革农药生产工艺，特别是出料，包装实行自动化或半自动化。

（2）严格实施农药安全使用规程。

①配药、拌种要有专用工具和容器，配制浓度恰当，防止污染环境。

②喷药时遵守安全操作规程，喷药工具有专人保管和维修，防止堵塞，渗漏。

③合理使用农药，剧毒农药不得用于成熟期的食用作物及果树治虫，食用作物或果树使用农药应严格规定使用期限，严禁滥用农药。

（3）农药实行专业管理和严格保管，防止滥用。

（4）加强个人防护与提高人群自我保健意识。

①配制药液或使用农药拌种时，最好戴上防护手套，并注意检查防护手套是否有破损。如果手不小心沾染了一些农药，要立即用肥皂水反复清洗。

②喷洒农药前，要检查器械工具是否有泄漏情况。

③如果喷洒过程中药液漏在衣服或皮肤上，要立即更换衣物，并用肥皂水清洗皮肤。

④夏天，喷洒农药最好在早晨和傍晚进行，喷洒时要穿戴手套、长袖上衣和长裤，并穿胶鞋和戴口罩，喷洒完毕后立即更换衣物，并将更换下的衣物用肥皂清洗，同时洗手、洗脸，有条件的最好洗澡。

⑤顺着风退着或侧着身子喷药也能降低中毒概率，不要逆风向作业，不要多人交叉站位近距离喷药。

⑥施药过程中，最好不要吃东西、饮水或吸烟。

⑦喷洒作业时，不要连续工作时间过长，也不要施药后不久就进行田间劳动。

⑧老人、儿童、孕妇和哺乳期妇女容易发生农药中毒，最好不要进行施药作业。

⑨家中的农药要妥善保存，放在儿童接触不到的地方。

⑩室内喷洒农药后，在人进入前要先开窗通风一段时间。

⑪不要在放置食物和餐具的地方喷洒农药，也不要喷洒在儿童玩具、床铺上。

⑫喷洒完农药的器具要及时清洗，安全保存，避免让儿童拿到，更不要让儿童当作玩具玩耍。

⑬贮存农药的地方要远离食物贮存地或水源，以避免污染食物和水。

⑭室内熏蒸农药时，要紧闭门窗，并有人看守，避免其他人贸然进入发生中毒。

### （二）接触人群中毒筛检

（1）对农药中毒高危人群，如农药厂农药出料工、包装工、检修工；农忙季节农药配制、施药人员，以血液胆碱酯酶作为筛检指标，定期进行农药中毒筛检。

（2）对敌敌畏、敌百虫、马拉硫磷等急性中毒患者，在急性中毒症状消失后，以神经–肌电图进行筛检，早期发现迟发性周围神经病。

## 六、误区

误区一：中毒后用热水冲洗全身。

切勿使用热水，防止皮肤血管扩张，加速毒物吸收。

误区二：症状好转即可出院。

解毒剂治疗原则是早期、联合、足量、重复给药、在用药中观察、在观察中用药，不可突然停药，以免发生反跳现象加重病情。

误区三：中毒后不宜过早进食。

有机磷农药中毒经过有效的抗毒治疗，患者清醒、症状缓解后，观察数小时，患者有食欲即可进食。此时进食，不但起到补充营养和补钾作用，更重要的是食物在胃肠道充分蠕动消化中可将胃肠道中未被吸收的农药混在食物中，以后可随食物残渣排出体外。进食原则是先进流质食物，继而半流，完全康复后才可进普食；先进清淡的碳水化合物为主的食物，再进高蛋白及适量脂肪的食物。

# 第六节　煤气中毒

## 一、常识

煤气中毒是指含碳物质燃烧不完全时的产物经呼吸道吸入引起中毒。家庭煤气中毒主要指一氧化碳中毒或液化石油气、管道煤气、天然气中毒，一氧化碳中毒多见于冬天用煤炉取暖，门窗紧闭，排烟不良时；液化石油气、管道煤气、天然气中毒常见于液化灶具泄漏或煤气管道泄漏等。

## 二、原因

（1）家用煤炉燃烧不完全。

（2）煤气泄漏。

（3）采用石油液化气热水器加温洗澡且通风不良时。

（4）在生产和生活中，如炼钢、炼焦、内燃机排出的废气，由于防护不周或通风不良时。

（5）工业用一氧化碳中毒。

（6）企图利用煤气自杀。

## 三、程度

煤气中毒普遍表现为烦躁、头晕、呕吐、昏迷。煤气中毒可依据吸入时间长短和表现症状来判断中毒程度。

1. 轻度

患者可出现头痛、头晕、失眠、视物模糊、耳鸣、恶心、呕吐、全身乏力、心动过速、短暂昏厥，血液中碳氧血红蛋白含量达 10% ~ 20%。

2. 中度

除上述症状加重外，口唇指甲皮肤黏膜出现樱桃红色、多汗、血压先升高后降低、心率加速、心律失常、烦躁、一时性感觉和运动分离（尚有思维但不能行动），可出现嗜睡昏迷。血液中碳氧血红蛋白含量达 30% ~ 40%。经及时抢救可较快清醒，一般无并发症和后遗症。

3. 重度

患者呈深度昏迷，各种反射消失，大小便失禁，四肢厥冷，血压下降，呼吸急促，会很快死亡。血液中碳氧血红蛋白浓度常在 50% 以上，一般昏迷时间越长，预后越严重，常留有痴呆、记忆力和理解力减退、肢体瘫痪等后遗症。

## 四、急救

### （一）急救步骤

（1）开窗闭气源。

（2）迅速转移。

（3）开放气道。

（4）拨打急救电话。

（5）心肺复苏。

## （二）急救方法

**1. 立即打开门窗**

（1）若发现煤气中毒事故，抢救者应第一时间匍匐进入室内，迅速打开所有通风的门窗，若能发现煤气来源，可迅速关闭气源开关，但决不可为此耽误时间到处寻找。

（2）进入室内时严禁带明火，尤其是遇到开放煤气自杀的情况，室内煤气过高时，按门铃或打开电灯产生的火花均可引起爆炸。

**2. 迅速转移至安全通风处**

迅速将中毒患者脱离中毒环境，转移到安全、通风处，使患者平躺，头偏向一侧，以防呕吐物吸入肺内导致窒息，盖上衣物保暖。

**3. 开放气道防窒息**

揭开中毒患者的衣领及裤带，以利其呼吸顺畅。清除昏迷者口腔、鼻腔内的分泌物及呕吐物。

**4. 立即拨打急救电话"120"**

将中毒患者转移到通风处后，立即拨打急救电话"120"，以便最快得到救助，随时准备送往有高压氧舱的医院抢救。

**5. 心肺复苏**

对于昏迷不醒但是有呼吸者，可以用手指掐其人中穴促其清醒，若是意识丧失、呼吸心跳停止者，应立即就地进行心肺复苏（人工呼吸、心外按压），直至患者苏醒或救护车到达。

# 五、预防

（1）外出时关闭煤气。

（2）不使用强排式煤气灶；居室内火炉要安装排气烟囱，室内要通风良好。

（3）定期检查家中是否有煤气泄漏的情况，如果发现存在泄漏，立即关闭煤气总闸并打开窗户。

（4）一旦察觉室内有煤气泄漏的味道，马上断掉电源并熄灭火源。

# 六、误区

误区一：煤气中毒患者冻一下会醒。

寒冷刺激不仅会加重缺氧，更会导致末梢循环障碍，诱发休克和死亡。因此，发现煤气中毒后一定要注意保暖，并迅速拨打"120"求救。

误区二：认为有臭渣子味就是有煤气，没有臭渣子味就是没有煤气。

一些劣质煤炭燃烧时有股臭味，会引起头疼头晕。煤气是一氧化碳气体，是无色无味的，是碳不完全燃烧生成的。有些人认为屋里没有臭渣子味儿就不会煤气中毒，这是完全错误的。

误区三：以为在炉边放盆清水可预防煤气中毒。

科学证实，一氧化碳不溶于水，要想预防中毒，关键是门窗不要关得太严或安装风斗，烟囱要保持透气良好。

误区四：煤气中毒患者醒了就没事。

煤气中毒患者必须经医院的系统治疗后方可出院，有并发症或后遗症者在出院后应口服药物或进行其他对症治疗，重度中毒患者需一到两年才能完全治愈。

有一位煤气中毒患者深度昏迷，大小便失禁。经医院积极抢救，两天后患者神志恢复，要求出院，医生再三挽留都无济于事。后来，这位患者不仅遗留了头疼、头晕的毛病，记忆力严重减退，还出现哭闹无常、注意力不集中等神经精神症状，家属对让患者早出院的事追悔莫及。

# 第七节 安眠药中毒

## 一、常识

随着市场经济的发展和生活水平的提高，社会竞争越来越激烈，人们的生活及情感越来越复杂多变，不少人因无法承受来自各方面的压力选择轻生，而人们普遍认为服用安眠药自杀的方式痛苦比较轻，一般的药店又比较容易购买，所以选择服用安眠药的自杀者日渐增多。

安眠药中毒一般指镇静催眠药中毒，是一种消除躁动情绪、促进生理睡眠的中枢神经系统抑制药物。镇静催眠药通常分为三类：苯二氮䓬类（地西泮、硝西泮、艾司唑仑、阿普唑仑等）、巴比妥类（巴比妥、苯巴比妥、异戊巴比妥、速可眠、硫喷妥钠等）和其他类。一次性大量服用可以产生急性中毒，一次性进量多、时间长而未被发现的患者可导致死亡。

## 二、原因

误服、有意自杀或服药过量引起中毒。

# 三、程度

镇静催眠药的急性中毒症状因药物的种类、剂量、作用时间的长短、是否空腹以及个体体质差异而轻重各异。

1. 轻度中毒

嗜睡，出现判断力和定向力障碍、步态不稳、言语不清、眼球震颤。各种反射存在，体温、脉搏、呼吸、血压正常。

2. 中度中毒

浅昏迷，用强刺激可唤醒，不能答问，很快又进入昏迷。腱反射消失、呼吸浅而慢，血压仍正常，角膜反射、咽反射存在。

3. 重度中毒

深昏迷，早期四肢肌张力增强，腱反射亢进，病理反射阳性。后期全身肌肉弛缓，各种反射消失。瞳孔对光反应存在，瞳孔时而散大、时而缩小。呼吸浅而慢，不规则或呈潮式呼吸。脉搏细速，血压下降。

# 四、急救

## （一）急救步骤

（1）紧急评估。

（2）现场急救，迅速切断毒源。

（3）拨打急救电话"120"，送往医院进一步救治。

（4）进行心理疏导。

## （二）急救方法

（1）紧急评估，有口服或注射大剂量巴比妥类药物史，并有嗜睡、出现判断力和定向力障碍，以及步态不稳、言语不清、眼球震颤等症状，容易确诊。

（2）现场急救。

①意识清醒者立即催吐，中毒者先自吐再饮水 300 ~ 500 mL，再用自己手指或压舌板或筷子刺激咽后壁或舌根诱发呕吐，如此反复进行，直至胃内容物完全吐出为止。急性中毒患者可以在家中服用一些药用炭，以阻止药物的吸收。

②昏迷者可手掐人中、涌泉穴，及时清除口、鼻内的分泌物，保持呼吸通畅。

③中毒患者宜平卧，尽量少搬动头部。

（3）拨打急救电话"120"，送往医院进一步救治。

（4）做好心理疏导。若是自杀患者，对于清醒者要有的放矢地做好心理疏导，尽可能地解除患者的思想问题，从根本上消除患者的自杀念头。同时密切观察患者，避免患者独处，防止患者有自杀的机会。

# 五、预防

预防镇静催眠药中毒的思路是"防患于未然"。

（1）对镇静催眠药的使用要严格遵循处方管理制度，要求患者在医生的指导和控制下正确使用药物。

（2）对于情绪不稳定的人群，应尽量远离此类药物，以防误服或自杀。

（3）对必须使用安眠药的患者，要严格执行医嘱，按医嘱用量服用，防止不合理用药产生的药物依赖性。

（4）所有的安眠药均应有药名、用量等说明，还应妥善保管。

# 六、误区

误区一：长期吃安眠药，就会依赖、成瘾。

以往应用广泛的苯二氮䓬类镇静催眠药在长期服用不当的情况下，确有可能产生药物依赖、成瘾，但并非就因此认为吃安眠药就会成瘾。新一代的非苯二氮䓬类催眠药物（如扎来普隆）起效快，作用时间短，且次日"宿醉作用"小，依赖性亦较低，安全性大大提高。许多应用安眠药出现依赖、成瘾的个案，往往是由于诊断不对，没搞清真正的病因，用药不当所致，如因焦虑、抑郁伴发的失眠，应该治疗控制原发病，同时治疗失眠症状。或是患者自身未遵循医嘱，自行改动药物的服法，进而导致疗效欠佳、药物耐受等问题。

误区二：长期服用安眠药，会得老年痴呆。

至今并没有明确的证据表明安眠药会造成老年痴呆，二者无直接的因果关联。但不排除本身有老年痴呆的人，失眠是作为其发病的前期表现之一。

误区三：服安眠药要不时换药、增减药量。

服用安眠药时，很多患者都喜欢自行增减药量或者换药，其实这样是很危险的，不仅影响治疗效果，还加大了药物依赖成瘾的风险。患者应严格遵循医嘱，用药期间如果出现宿醉等不良反应，影响第二天的工作，应咨询医生，再决定是继续服用，还是换药。如果药物的疗效减弱，亦不可贸然自行增加药量，应让专业医生判断是否为药物耐受，或是病情有变而影响疗效，再进行药量调整或换药。

误区四：安眠药可以突然停药。

长期大量服用镇静催眠药的患者，在停药后可出现一些异常表现，患者会出现焦虑、易激动、失眠、头痛、厌食、无震颤，甚至出现幻觉、妄想、定向力丧失和抽搐等现象，我们称其为"药物戒断症状"。因此长期服用安眠药的患者要逐步、缓慢减少用药剂量，直到可以彻底停药。对于因突然停药出现戒断症状的患者，首先要给予合理的足够量的镇静催眠药物，先让其戒断症状得到控制，然后再逐步减量用药；或者是用长效的镇静催眠药代替短效的镇静催眠药，待病情稳定后，再逐渐减量，直到停药。

# 第八节　强酸、强碱中毒

## 一、常识

强酸、强碱都属于腐蚀剂，接触后可造成严重的化学性灼伤。常见的强酸有硫酸、硝酸和盐酸。常见的强碱有氢氧化钠、氢氧化钾、氯化钠、氯化钾和腐蚀性较弱的碳酸钠、碳酸钾等。

## 二、原因

### （一）强酸中毒

经口误服、呼吸道大量吸入酸雾、皮肤接触而致腐蚀性灼伤。由于大多数人对此知之不多，往往没有在中毒发生的第一时间进行处理，造成了一些不良后果。

### （二）强碱中毒

多为直接溅洒于皮肤、黏膜、眼所致的刺激与强腐蚀、灼伤，误服也可中毒。强碱类由皮肤或消化道进入人体，经血液循环分布于全身，部分被中和和解毒，而吸收过量者可发生碱中毒。其中大部分自肾排出，强碱较强酸更具腐蚀性，迅速吸收组织水分，溶解组织蛋白，皂化脂肪，损坏细胞膜结构，形成坏死性、深而不易愈合的溃疡。

## 三、症状和体征

### （一）强酸中毒

（1）吞食强酸后，口腔、咽部、食管及胃肠等处黏膜发生水疱、溃烂和灼痛，并有恶心、呕吐、腹痛、便秘或腹泻等症状。呕吐物有酸味，含有血液和黏膜碎片。由于喉头痉挛或水肿，可致声音嘶哑、吞咽困难、窒息等。严重者可发生休克及胃穿孔。大量强酸吸收后，常发生重度酸中毒，出现呼吸困难、惊厥、昏迷等。部分患者有肝、肾损害，甚至发生肝坏死、尿毒症。

（2）吸入中毒主要表现为呼吸道刺激症状，如呛咳、胸闷、呼吸困难、口唇青紫、咳出血性泡沫痰，同时有血压下降，体温升高，甚至发生喉痉挛、窒息死亡。

（3）皮肤接触则有局部灼伤、疼痛、红肿、坏死和溃疡等，大面积接触可有全身症状。

### （二）强碱中毒

（1）误服后导致口腔、咽部、食管及胃烧灼痛，腹部绞痛，流涎，呕吐带血的胃内容物，呈强碱性；排出血性黏液粪便。口、咽处可见糜烂创面，先为白色，后变为红色或棕色。重症有喉头水肿、窒息、肺水肿、休克，食管及胃穿孔。后期可致消化道狭窄。食入固体强碱时，口腔可无明显损伤，而食管与胃腐蚀很重。毒物吸收后，发生碱中毒，病人有剧烈头痛、低钙性手足搐搦、昏迷等症状。其他可有肝、肾等内脏器官的损害，偶致急性肾衰竭。

（2）吸入中毒症状主要表现为剧烈咳嗽、呼吸困难、喉头水肿、肺水肿，甚至窒息。

（3）皮肤接触者主要症状为局部红肿、水泡、糜烂、溃疡等。

## 四、急救

### （一）急救步骤

（1）紧急评估。

（2）现场急救，迅速切断毒源。

（3）拨打急救电话120，送往医院进一步救治。

### （二）急救方法

（1）紧急评估，是否有强酸、强碱接触史。

（2）现场急救。

①吸入性中毒。

立即将中毒者转移至空气新鲜流通处，并注意抢救者的自我保护，如戴罩和手套、穿靴子或戴脚套等。

②皮肤及眼烧伤。

a. 强酸所致的皮肤及眼烧伤：要立即用大量清水彻底冲洗创面及眼至少20分钟。待脱去污染的衣服后，再用清水或40%碳酸氢钠冲洗、以中和与湿在彻底清洗皮肤后，烧伤创面可用无菌或洁净的三角巾、床单、被罩、衣服等包眼内彻底冲洗后，可用氢化可的松或氯霉素眼药膏或眼药水点眼，并包扎双眼。眼内，直到皂样物质

b. 强碱所致皮肤及眼烧伤：立即用大量清水彻底冲洗

消失为止。皮肤创面彻底冲洗后，可用食醋或2%醋酸冲洗或湿敷，然后包扎。眼内彻底冲洗（禁用酸性液体冲洗）后，可应用氯霉素等抗生素眼药膏或眼药水，然后包扎双眼。

③消化道烧伤。

a. 强酸所致的消化道烧伤：应尽快给患者口服弱碱性溶液，如口服镁乳（2.5%氢氧化镁合剂）60 mL、氢氧化铝凝胶60 mL或石灰水（0.17%氢氧化钙）上清液200 mL。如一时得不到上述药物，可服用鸡蛋清60 mL或牛奶、米汤200 mL保护胃黏膜，再服用植物油100～200 mL，作为润滑剂。严禁催吐或洗胃，以免消化道穿孔；严禁口服碳酸氢钠，以免因产生二氧化碳而导致消化道穿孔。

b. 强碱所致消化道烧伤：应立即口服食醋、柠檬汁、1%醋酸等，亦可口服牛奶、蛋清、食用植物油等200 mL，以保护胃黏膜。

（3）拨打急救电话"120"，送往医院进一步救治。

## 五、预防

（1）改革完善生产工艺，减少腐蚀剂跑、漏、冒的现象。

（2）加强宣传，遵守操作规程，加强个人防护。

（3）进入高浓度腐蚀剂场所要戴防护面具和穿防护衣。

（4）强酸、强碱药物要有标签，严加保管，防误用错用。

（5）万一出现皮肤接触，应清水彻底冲洗。

## 六、误区

误区：催吐、洗胃、服用制酸剂。

误服强酸、强碱化学剂，千万不要催吐或洗胃，这可能引起食道的进一步损伤，甚至发生消化道穿孔。可喝杯牛奶、豆浆、鸡蛋清，减少化学物质给食道带来的损伤，严禁口服碳酸氢钠，以免因产生二氧化碳导致消化道穿孔。

# 第九节　急性乙醇中毒

## 一、常识

短时间内饮入大量的乙醇，引起中枢神经系统由兴奋转为抑制的状态，称为急性乙醇中毒，俗称醉酒或酗酒，是一种滥用乙醇造成的疾病。乙醇既有水溶性也有脂溶性，可迅速通过血脑屏障和细胞膜，作用于膜上的某些酶而影响脑细胞功能。在很多情况下，急性乙醇中毒甚至是致命的。

## 二、原因

急性乙醇中毒多因一次饮入过量的乙醇或酒类饮料所致。中毒量有个体差异，大多数成人乙醇致死量是 250 ~ 500 mL。

## 三、症状

（1）兴奋期：血中乙醇浓度达到 11 mmol/L（50 mg/dL），即感到头痛、欣快、兴奋。血中乙醇浓度超过 16mmol/L（75 mg/dL），出现健谈、情绪不稳定、自负、可有粗鲁行为和攻击行为，或沉默、孤僻等问题。血中乙醇浓度达到 22 mmol/L（100 mg/dL），驾车易发生车祸。

（2）共济失调期：血中乙醇浓度达到 33 mmol/L（150 mg/dL），出现肌肉运动不协调、行动笨拙、步态不稳、言语含糊不清、眼球震颤、视力模糊、复视、明显共济失调。血中乙醇浓度达到 43 mmol/L（200 mg/dL），出现恶心、呕吐、困倦。

（3）昏睡期：血中乙醇浓度达到 54 mmol/L（250 mg/dL），出现昏睡、面色苍白、体温降低、口唇微紫、心跳加快。血中乙醇浓度超过 87 mmol/L（400 mg/dL），陷入深昏迷、心率快或慢、血压下降、呼吸慢而不规则、有呼吸道阻塞和鼾音。可出现呼吸、循环麻痹而危及生命；也可因咽反射饱餐后呕吐→吸入性肺炎或窒息→死亡。小儿摄入中毒剂量后很快沉睡（无兴奋阶段）。老年人高血压、动脉硬化多，饮酒易诱发脑血管疾病。

## 四、急救

### （一）急救步骤

（1）停止饮酒。

（2）紧急评估。

采用"ABBCS方法"快速评估，利用 5 ~ 20 秒快速判断患者有无危及生命的最紧急情况。

A：气道是否通畅；

B：是否有呼吸；

B：是否有体表可见大量出血；

C：是否有脉搏；

S：神志是否清醒。

误吸和窒息导致气道阻塞是急性酒精中毒死亡的重要原因，因此必须重视，如果有上述危及生命的紧急情况应迅速解除包括开放气道、保持气道通畅、心肺复苏、立即对外表能控制的大出血进行止血等。

对于症状较轻者，一般不需要治疗，给予大量柠檬汁口服处理，侧卧（以防止呕吐时食物吸入气管导致窒息），保暖，维持正常体温，若病人中毒较重，在有限的条件下应先拨打"120"，然后评估当时环境，取平卧位，解开衣领，清除口腔鼻腔里的分泌物。取出义齿即假牙，如有呕吐时头偏向一侧，防止误吸。如果病人意识存在，舌根后坠而阻塞气道，应保持呼吸道通畅。

（3）现场急救。

（4）拨打急救电话"120"，送往医院进一步救治。

### （二）急救方法

（1）轻度中毒者。

①首先要制止中毒者继续饮酒，无须治疗，适当休息即可好转。

②可吃一些梨子、荸荠、西瓜之类的水果解酒。

③可以用刺激咽喉的办法（如用筷子等）引起呕吐反射，将酒等胃内容物尽快呕吐出来（对于已出现昏睡的患者不适宜用此方法），然后要安排他卧床休息，注意保暖，注意避免呕吐物阻塞呼吸道；观察呼吸和脉搏的情况，如无特别状况，一觉醒来即可自行康复。

④若患者卧床休息后，还有脉搏加快、呼吸减慢、皮肤湿冷、烦躁的现象，应马上送医院救治。

（2）严重的急性酒精中毒会出现烦躁、昏睡、脱水、抽搐、休克、呼吸微弱等症状，应该从速送医院急救。

①共济失调者避免活动，避免摔倒；禁止驾车和操作，避免事故；酒后停止一切工作。

②烦躁不安、过度兴奋者要加以约束。

③昏迷等重症者去枕平卧，头偏向一侧，保持呼吸道通畅。

④中毒严重者拨打急救电话"120"，送往医院救治。

## 五、预防

从保健的角度出发建议限酒。

（1）由"少量饮酒"改为"酒，越少越好"。虽然酒对心血管有双向作用，但不要过分强调有益作用。

（2）适量饮酒的概念是：每日不超过 15 mL 酒精量；啤酒 4%，限量 375 mL；红酒 12%，限量 125 mL；低度白酒 35%，限量 43 mL；高度白酒 60%，限量 25 mL。适量饮红葡萄酒、黄酒或绍兴酒是有益的，但决不能酗酒。每日饮 50 ~ 100 mL 为宜。

# 六、误区

误区一：喝酒红脸不易醉。

"喝酒脸红的人不容易醉"，这句话常在宴席上被用作劝酒的理由。但事实上，醉酒和脸色并无多大关系。

误区二：浓茶、咖啡可醒酒。

有些人认为，酒后喝浓茶或咖啡有"醒酒"的作用，事实上这是一种误解。

酒后饮浓茶，茶中咖啡因等可迅速发挥利尿作用，促进尚未分解成乙酸的乙醛（对肾有较大刺激作用的物质）过早地进入肾脏，使肾脏受损。而咖啡的主要成分是咖啡因，有刺激中枢神经和肌肉的作用，酒后喝咖啡会使大脑从极度抑制转入极度兴奋，并刺激血管扩张，加快血液循环，极大地增加心血管的负担，对人体造成的损害会超过单纯喝酒的许多倍，甚至诱发高血压。

误区三：酒兑饮料很安全。

时下，喝酒兑饮料成了一种饮酒时尚。红酒加雪碧，威士忌加冰红茶，啤酒加可乐……各种"混搭"组合数不胜数。由于兑了饮料的酒浓度较低，感觉像在喝饮料，所以很多人对它情有独钟。但是用来兑酒的碳酸饮料在胃里放出的二氧化碳气体会迫使酒精很快进入小肠，而小肠吸收酒精的速度比胃要快得多，从而加大伤害。另外，兑着饮料喝酒，表面上看是稀释了酒，结果却容易让人越喝越多。因为喝的人一开始觉得像在喝饮料，就使劲喝，一旦察觉到有酒精作用时，就已经喝多了。

误区四：喝醉了抠喉咙催吐。

日常应酬中，不少人采用的"秘诀"就是喝多了之后到卫生间"抠喉咙"催吐，呕吐之后感觉好受一些，甚至可以继续喝酒。但专家指出，这属于"危险动作"。抠喉咙催吐一定要在清醒时或医护人员的帮助下进行，因为醉酒者意识不清，很容易吸入呕吐物引起窒息，甚至危及生命。

误区五：突然戒酒易伤身。

很多人因为健康问题被医生建议戒酒，但很大一部分人始终未能成功戒酒，甚至会以"突然戒酒反而伤身体"为由，继续自己的喝酒生涯。"突然戒酒反倒伤身"其实指的是一种戒断症状，对酒精已经产生了依赖的人，如果突然戒酒，可能会出现手抖、心慌、抽搐发作、呕吐等戒断症状。但此时更应戒酒，而不是认为应该喝一点酒来缓解症状。针对这种戒断症状，临床上有适当的药物能有效控制戒断症状。

# 第十节　食物中毒

## 一、常识

食物中毒是指食用了被生物性、化学性有毒有害物质污染的食品或者把有毒有害物质当作食物摄入后出现的急性、亚急性食源性疾患，可分为细菌性食物中毒、化学性食物中毒。食物中毒主要发生在夏秋季，发生在节假日的聚餐和宴席上居多。

其特点是：

（1）中毒者在相近时间内均食用过某种相同的可疑中毒食物，未食用者不发生中毒，停止食用该食物后，发病很快停止。

（2）潜伏期较短，发病急剧，病程亦较短。

（3）一般无人与人之间的直接传染。

（4）所有中毒者的临床表现基本相似，一般表现为急性胃肠炎症状，如腹痛、腹泻、呕吐等。

## 二、原因

### （一）细菌性食物中毒常见原因

（1）生熟交叉污染。如熟食品被生的食品原料污染，或被与生的食品原料接触过的表面（如容器、手、操作台等）污染，或接触熟食品的容器、手、操作台等被生的食品原料污染。

（2）食品贮存不当。如熟食品被长时间存放在 10 ~ 60 ℃之间的温度条件下（在此温度下的存放时间应小于 2 小时），或易腐原料、半成品食品在不适合温度下长时间贮存。

（3）食品未烧熟煮透。如食品烧制时间不足、烹调前未彻底解冻等原因使食品加工时中心温度未达到 70 ℃。

（4）从业人员带菌污染食品。从业人员患有传染病或是带菌者，操作时通过手部接触等方式污染食品。

（5）经长时间贮存的食品食用前未彻底再加热至中心温度 70 ℃以上。

（6）进食未经加热处理的生食品。

## （二）化学性食物中毒常见原因

（1）作为食品原料的食用农产品在种植养殖过程或生长环境中，受到化学性有毒有害物质污染，如蔬菜中的农药、猪肝中的瘦肉精等。

（2）食品中含有天然有毒物质，食品加工过程未去除，如豆浆未煮透使其中的胰蛋白酶抑制物未彻底去除、四季豆加工时加热时间不够使其中的皂素等未完全破坏。

（3）食品在加工过程中受到化学性有毒有害物质的污染，如误将亚硝酸盐当作食盐使用。

（4）食用有毒有害食品，如毒蕈、发芽马铃薯、河豚。

# 三、症状和体征

食物中毒最常见的症状是剧烈的呕吐、腹泻，同时伴有中上腹部疼痛。食物中毒常会因上吐下泻而出现严重的脱水症状，如口干、眼窝下陷、皮肤弹性消失、肢体冰凉、脉搏细速、血压降低，甚至休克。

吃河豚中毒者，食后 2 ~ 3 小时便会引起舌头或手足麻木，4 小时以上可导致呼吸麻痹而死亡。

毒蘑菇中毒除了胃肠道症状外，还可见痉挛、流口水、出现幻觉、手发抖等症状。

# 四、急救

## （一）急救步骤

（1）停止进食。

（2）紧急评估。

（3）现场急救。

（4）拨打急救电话"120"，送往医院进一步救治。

（5）向卫生部门报告。

（6）封存中毒食品。

## （二）急救方法

（1）立即停止进食。

（2）紧急评估：根据临床表现和中毒特点以及可疑食物接触史初步诊断。

（3）现场急救，终止毒源吸收。

①饮水：立即饮用大量干净的水，对毒素进行稀释。

②催吐：用手指或筷子压迫咽喉，尽可能将胃内的食物吐出。

③导泻：如果进食受污染的食物超过 2 小时，但精神仍较好，可服用泻药，促使受污染的食物尽快排出体外。

④解毒：若是进食了受污染的食物或饮料，最好的急救方法是灌服鲜牛奶或蛋白质饮料。

（3）如果症状十分严重，立即拨打急救电话"120"，送往附近医院进一步救治。

（4）报告：集体食物中毒，马上向所在地的卫生监督所或防保所、疾病预防控制中心报告。

（5）封存：注意保护好中毒现场，就地收集和封存一切可疑食品及其原料。

## 五、预防

（1）洗蔬菜水果最好先用水浸泡，再仔细清洗。

（2）选购包装好的食品时，要注意包装上的有效日期和生产日期及保存环境。

（3）煮食用的器皿、刀具、抹布、砧板须保持清洁干净；加工、盛放生食与熟食的器具应分开使用。加工、贮存食物一定要做到生熟分开。

（4）正确烹调加工食品，隔夜食品、动物性食品、生豆浆、豆角等必须充分加热煮熟方可食用。

（5）冰箱等冷藏设备要定期清洁；冷冻的食品如果超过 3 个月最好不要食用。

（6）妥善保管有毒有害物品，防止误食误用。

（7）不要采集、食用不认识的蘑菇、野菜和野果。

（8）在外面吃饭，尽量不要到无证饮食场所。

（9）腌菜时选用新鲜菜，多放盐，至少腌制 30 天再食用；现腌的菜，最好马上就吃。

（10）食用海味产品必须采用正确的烹调方法，炒熟烧透。河豚要经过专业厨师烹调后才可吃。生吃海产品前，应洗干净，用食醋调着吃，对预防食物中毒有一定的作用。

（11）不吃腐败发霉的食物。

（12）尽量不吃鱼胆。

## 六、误区

误区一：有坏味的食物，煮一煮就可以吃。

经过沸水蒸煮，细菌虽然被杀死了，但它在食物中繁殖时所产生的毒素，或细菌本身的毒素，并不能完全被沸水破坏。另外，个别细菌在 100 ℃的沸水中，仍能生存数个小时。

误区二：咸肉、腌鱼等含盐多，不用消毒。

实际上，有一种使人肠胃发炎的"沙门氏菌"，能够在含盐量高达 10% 的肉类中生存好几个月，只有用沸水煮 30 分钟才能将其全部杀死。

误区三：冰冻的食物很干净。

有的细菌专门在低温下生活、繁殖，如使人发生严重腹泻、失水的嗜盐菌，能在零下 20℃的蛋白质内生存 11 周之久。

误区四：食物煮沸，就可以消毒杀菌。

食物中的细菌、病毒、微生物等经过高温蒸煮可完全或大大减少，而有毒化学物质，不是高温能除去的。

误区五：纯天然食品一定对人体无害。

食品化学分析发现，许多纯天然食品中都含有有害物质。例如，生豆角中有溶血物质，发芽土豆中有毒素，某些鱼类中含有胺等可能导致中毒的物质，等等，如果对这些食品处理不当就会发生危险。

# 第十一节　错服药物

## 一、常识

错服药物常见于老人和 2 ～ 6 岁的儿童。儿童缺乏判断力，如果家中药物保管不安全，很容易让儿童拿到以致错服；而老人记性较差，有时也会把药物拿错。如果发现儿童或老人服错药，家人首先要冷静，然后尽快采取措施让他们把错服的药物吐出来。

## 二、临床表现

头昏、腹痛、恶心、呕吐、晕睡等，服错不同的药物还有其他不同的症状。

## 三、急救

### （一）急救步骤

（1）紧急评估。

（2）现场急救。

（3）拨打急救电话"120"，送往医院进一步救治。

### （二）急救方法

1. 紧急评估

了解患者服药情况（药名、剂量），结合临床表现判断是否因错服药物而中毒。

2. 现场急救

万一服错了药，也不可忙乱，应及时采取措施，其原则是及时排出、针对解毒、对症治疗。

（1）催吐：俗称"抠喉"，用手指或筷子刺激患者咽喉部，使水和胃内的残留药物一起吐出来。但患者如神志不清或者出现抽筋时，不宜催吐。

①一般错服药物 6 小时内，都需要催吐，如果儿童错服药物，父母应该迅速用手指、筷子等刺激儿童的咽后壁，引起呕吐，将胃内的药物吐出；然后给儿童喝些凉开水（约 250 mL），再按上述方法催吐，反复进行，尽快使未被吸收的毒物排出人体。

②在催吐方法上，老人和儿童没有差异。老人和儿童的胃容量不同，因此至少要给老人喝 500 mL 的凉开水，才能达到催吐的效果。催吐后，如果错服的药物副作用及毒性较强，且有一定剂量限制，如安眠药、退热镇痛药、抗生素等，还要让儿童或老人喝几杯牛奶和 3 ~ 5 枚生鸡蛋清，中和毒素并减轻对肠胃的刺激，同时要马上送他们去医院。

③如果儿童错将碘酒当咳嗽药水喝下去，应马上给他们喝面糊、米汤等淀粉类流质，然后再把这些化合物催吐出来，反复多次，直到呕吐物不显蓝色为止。如果错服的是腐蚀性很强的药物，不宜采用催吐法，以免食管和咽喉再次受到损害。

（2）洗胃：在催吐的基础上，如病人清醒，可以大量服用茶水，然后刺激舌根部诱发呕吐，洗胃后，最好给病人服点牛奶或生鸡蛋清，以吸附药物，减少吸收和保护胃黏膜。

（3）误吃有腐蚀性药物者，忌催吐或洗胃，可以灌服牛奶、鸡蛋清、植物油等保护胃黏膜。

（4）如果病人已神志不清，应解开病人衣领，清除口腔积物，保持呼吸道畅通。如病人已发生心跳、呼吸停止，应立即持续进行心外按压、人工呼吸，并及时送医院抢救。

（5）进行上述初步处理后，立即送医院。

3. 及时就医

尽快拨打急救电话"120"，及时送往医院治疗，不可延误时间，将患者送往医院时要带上服错药的药瓶或药盒、说明书以及患者的呕吐物、污染物等，以便医生抢救时参考。

# 四、预防

如果家里有小孩，一定要记得将药物放在有锁的柜子里，并随身携带钥匙。大一些的孩子要告诉他们误食这些药物会造成身体不可逆的伤害。

1. 分门别类防拿错

不要把药品和其他物品（尤其是食品）混放在一起。成人药与儿童药要分开、外用药与口服药要分开，以免错拿造成误服。如果家中有需要长期服用的药品，建议也要与其他药品分开放置。

2. 家长应尽量避免在孩子面前吃药

孩子会模仿成人吃药，家长应尽量避免在孩子面前吃药。

3. 告诉孩子为什么吃药

不要为了让孩子吃药，就欺骗他们说药品是糖果，应该告诉他们药名和为什么要吃药。

4. 把药放在孩子不易拿到的地方

药品应放在高处或放在有锁的柜子里，也就是儿童看不到也摸不到的地方，切勿将药品随意放在桌柜上、枕边或儿童容易拿到的抽屉里。

5. 别让孩子单独接触药

如果家长正在使用药品时有急事需要离开，应马上把药品放到安全的地方。

# 五、误区

误区一：自行选药。

有些人喜欢盲从广告来选药，或者以为新药、贵药、进口药就是好药，还有些人患上感冒、头痛、发烧等小毛病时，往往喜欢凭经验自我诊治，其实，药要对症才能治病，否则，一旦用错了药，人参也会变成毒药。因此，选药时要慎之又慎，最好根据医生的建议用药，如果选择非处方药，也应该咨询药店的药师。

误区二：给儿童喂服成人药。

有的家长会给儿童服用自己服过觉得有效的药物，并按成人剂量减半，他们认为只要剂量减半就不会有问题。儿童不是缩小版的成人，按成人剂量减半给儿童用药是不科学的。儿童的肝脏还没发育成熟，对药物的解毒能力不如成人，同时，儿童的肾脏仍处于生长发育之中，对药物的清除能力也不如成人。另外，儿童大脑的血脑屏障功能还没发育完全，还不能阻止某些药物对大脑的伤害。儿童生病应该及时就医，服用药物也应该服用儿童专用药物，切不可给儿童服用成人药物。

误区三：分享处方药。

有的家长看到别人的孩子生病和自己的孩子症状一样，于是就分享医生开的处方药。但是看上去症状相同的病情可能是由不同的原因引起的，这样做有可能导致用药无效甚至有不良反应。药物的使用随着年龄、身高、体重而有所不同，故不同儿童之间不能交换吃药。

# 第四章　特殊人群、自然灾害等的急救护理

## 第一节　儿童急救与常见儿童疾病处理

### 一、儿童生理特点对急救的影响

儿童是社会的未来，他们的健康和安全至关重要。然而，儿童由于生理特点和免疫系统不完善，更容易受到疾病和意外伤害的影响。了解儿童急救和常见儿童疾病的处理方法，对于家长、教育工作者以及医疗人员都是至关重要的。下面将深入探讨儿童急救的基本步骤和常见儿童疾病的处理方法，以提高对儿童健康的关注和保护。

#### （一）儿童急救的基本步骤

1. 保持冷静

在儿童急救时，保持冷静是首要原则。镇定的情绪有助于做出正确的判断和处理。

2. 呼叫急救

如果儿童遭受严重的意外伤害或疾病急症，应立即呼叫急救，寻求专业医疗帮助。

3. 判断儿童意识状态

评估儿童的意识状态，是否清醒或昏迷，以确定紧急情况的严重程度。

4. 呼吸道通畅

确保儿童的呼吸道通畅，如有呕吐物或异物阻塞，应及时清除。

5. 快速处理出血伤口

对于出血伤口，应迅速施加适当的止血压迫，并尽快就医。

6. 快速处理窒息情况

如果儿童出现窒息症状，应迅速采取抚背、胸部挤压等方法，以帮助儿童排出异物。

7. CPR 急救技能

学习儿童心肺复苏（CPR）技能是关键，可在儿童心搏骤停时挽救生命。

8. 不要尝试自行治疗

在不了解病情的情况下，不要尝试给儿童使用药物或治疗，以免造成更严重的后果。

### （二）常见儿童疾病的处理方法

1. 儿童发热

发热可能是感染或其他疾病的表现。保持室内通风，适当穿着，喝足够的水，可以使用退烧药物，但应严格按照药物说明服用。

2. 儿童呼吸道感染

儿童常患上呼吸道感染，如感冒、流感等。保持室内湿度，多饮水，适当休息，必要时医生会开具抗生素。

3. 儿童腹泻

腹泻可能是病毒或细菌感染引起的。保持水分摄取，适当饮食，避免脱水，必要时医生会开具药物。

4. 儿童过敏

对某些食物、药物或环境过敏是常见问题。避免接触过敏原，使用抗过敏药物，必要时使用急救药物如肾上腺素自动注射器。

5. 儿童外伤

包括切伤、撞伤、骨折等。清洁伤口，施加适当的包扎，对于严重外伤应及时就医。

儿童急救和常见儿童疾病处理是保护孩子健康和安全的重要环节。了解儿童急救的基本步骤，以及掌握常见儿童疾病的处理方法，对于家庭、学校和医疗机构都具有重要意义。在面对儿童意外伤害和疾病时，冷静、快速的应对能力可以挽救生命，保护儿童的健康。通过提高公众对儿童急救和健康问题的认知，我们可以共同为儿童的成长提供更安全、更健康的环境。

## 二、发热、呼吸困难等常见儿童急症处理

儿童的健康状况是家庭和社会的关注重点。然而，儿童常常因为生理上的脆弱以及免疫系统的未完全发育而容易出现急症。下面将重点探讨常见儿童急症，如发热、呼吸困难等，以及相应的处理方法，旨在帮助家长、教育工作者和医疗人员更好地应对儿童急症情况。

### （一）发热的处理

判断体温：使用体温计测量儿童的体温，正常体温在 36.5 ~ 37.5℃。

保持室内环境：调节室内温度，保持适宜的湿度，避免过冷或过热。

适当穿着：根据室内温度，给儿童穿戴适当的衣物，避免过度穿戴或穿得太少。

补充水分：发热时，儿童容易失水，因此要多饮水，保持水分平衡。

使用退烧药：对于体温较高的儿童，可以使用适当的退烧药物，但必须遵循药物说明和医生建议。

观察其他症状：如果发热伴随其他症状，如呕吐、腹痛、皮疹等，应及时就医。

### （二）呼吸困难的处理

确定呼吸困难：观察儿童是否呼吸急促、喘息、嗓音异常等，判断是否存在呼吸困难。

保持呼吸道通畅：如果儿童有呼吸困难，确保呼吸道通畅，将儿童放在半坐位，不要压迫胸部。

使用雾化器：对于呼吸急促、喘息的儿童，可以使用雾化器给予支气管扩张药物，帮助缓解症状。

避免过敏原：如果呼吸困难是由过敏引起的，应尽量避免接触过敏原，如花粉、宠物毛发等。

及时就医：如果儿童呼吸困难严重，伴随嗜睡、唇色发绀等情况，应立即就医。

### （三）其他常见儿童急症处理

中毒急救：如果儿童误食有毒物质，应立即呼叫急救，保持呼吸道通畅，不要尝试催吐。

外伤处理：对于创伤、骨折、撞伤等，及时清洁伤口，用冰敷减轻肿胀，必要时就医。

呼吸道异物：如果儿童误吸异物导致窒息，应迅速进行拍背和胸部挤压，帮助排出异物。

过敏反应：对于过敏反应，如荨麻疹、食物过敏等，使用抗过敏药物，如果出现呼吸困难，立即就医。

儿童急症处理需要及时而正确地判断和应对。发热、呼吸困难等是常见的儿童急症，了解其处理方法对于保护儿童的健康至关重要。在处理儿童急症时，保持冷静、快速的反应能力是关键，但同时也需要根据实际情况进行判断和处理。家长、教育工作者和医疗人员应该加强对儿童急症的了解，提高应对急症的能力，为儿童的安全和健康提供保障。

# 第二节　孕妇急救考虑事项

## 一、孕期生理变化与急救应对

怀孕是一个女性生命中的特殊阶段，伴随着许多生理和心理的变化。由于孕期生理变化，孕妇在面临意外伤害、急症和突发疾病时，需要特别注意。了解孕期生理变化以及相应的急救应对方法，对于保护孕妇和胎儿的健康至关重要。下面将深入探讨孕期生理变化和急救应对方法，旨在提供科学准确的指导。

### （一）孕期生理变化

激素变化：孕期激素分泌增加，影响妇女的生理功能和代谢。如孕酮和雌激素水平升高，有助于维持妊娠。

心血管系统变化：心脏负荷增加，心脏输出量增加，血容量和心跳增快。妊娠后期可能出现水肿和高血压。

呼吸系统变化：孕期子宫扩大，挤压膈肌，影响呼吸。呼吸急促、短气和胸闷是常见的呼吸问题。

消化系统变化：孕期胃肠道功能减慢，可能导致胃酸增加、便秘和胃灼热。

免疫系统变化：免疫系统抑制，以避免胎儿被认为是异物。因此，孕妇易受感染。

肾脏变化：肾脏排泄功能增强，但孕期容易发生尿路感染。

### （二）孕期急救应对

意外伤害急救：孕妇意外伤害时，首先要确保妇女和胎儿的安全。如发生跌倒，应及时就医检查是否影响了胎儿。

呼吸困难急救：孕妇呼吸困难可能是正常生理反应，但也可能与其他问题有关。及时就医以确保胎儿的充足氧供。

高血压急救：孕妇高血压可能是妊娠期高血压或子痫前期。及时监测血压，遵医嘱服药，避免剧烈运动。

妊娠合并疾病急救：如糖尿病、甲亢等，需定期检查和就医，以确保孕妇和胎儿的安全。

阵痛急救：如果孕妇提前出现阵痛，应立即就医。如产程顺利，遵医嘱配合。

突发疾病急救：如果孕妇出现高热、严重呕吐、抽搐等症状，应迅速就医以确保妇女和胎儿的健康。

了解孕期生理变化和急救应对方法对于保护孕妇和胎儿的健康至关重要。孕期生理变化使得孕妇更容易受到外界环境和内部问题的影响。因此，孕妇及其家庭成员需要提前了解孕期生理变化，以及在急症情况下的应对方法。同时，定期的产检和医疗咨询也是确保孕妇和胎儿健康的关键。为确保孕期健康，孕妇应积极配合医生的指导和建议，采取相应的预防措施和应对方法。

孕期生理变化和急救应对的知识不仅对孕妇本人至关重要，对于家庭成员、医疗人员以及教育工作者也具有重要意义。以下是一些附加的注意事项和建议。

及早就医：孕期的急症需要及早就医。孕妇应当有保持联系的产科医生，定期接受产检，及时报告异常情况。

饮食与营养：孕妇应摄取均衡的饮食，避免生冷、生肉食品，增加蛋白质、维生素和矿物质的摄入。

药物使用：孕妇在怀孕期间应避免滥用药物，特别是非处方药。在使用任何药物前，应咨询医生意见。

休息和运动：适当的休息和轻度的适宜运动有助于维持孕妇的身体健康。但应避免剧烈运动和过度疲劳。

心理健康：怀孕会带来许多心理和情绪上的变化。孕妇应注意保持良好的心理状态，避免紧张和情绪波动。

妊娠毒血症预防：孕妇应多饮水，适当摄取蛋白质，避免盐分过多，以预防妊娠毒血症。

总之，孕期是孕妇生命中的一个特殊时期，怀孕期间的生理变化需要特别的关注和照顾。了解孕期生理变化和急救应对方法，有助于孕妇更好地应对突发情况，保护自己和胎儿的健康。家庭成员、医疗人员和社会也应加强孕期保健知识的普及，为孕妇提供全方位的支持和帮助，确保孕期安全和顺利。同时，孕妇也要充分利用医疗资源，积极参与产前指导和教育，以健康的状态迎接新生命的到来。

## 二、急救时的母婴安全保障

在紧急情况下，母婴的安全和健康是至关重要的。急救过程中需要特别注意保护孕妇和胎儿的安全，以确保在救治过程中不对母婴造成进一步的伤害。下面将深入探讨急救时的母婴安全保障措施，为医疗人员、家庭成员和社会提供指导和建议。

### （一）急救时的母婴风险

药物风险：急救过程中可能需要使用药物，但某些药物对胎儿可能产生影响。在使用药物时要谨慎，遵循医生的建议，尽量选择对胎儿影响较小的药物。

放射线风险：急诊情况可能需要进行 X 线检查等放射性检查，但放射线可能对胎儿产生影响。在必要时，医生会权衡利弊，选择适当的检查方式。

姿势和压力风险：在急救过程中，需要调整孕妇的姿势，但不当的姿势可能对胎儿造成不良影响。此外，过度的压力也应避免。

感染风险：急救现场可能存在传染病风险，母婴的免疫系统相对较弱，容易受到感染。

### （二）急救时的母婴安全保障

尽量避免使用药物：在急救过程中，尽量避免使用可能对胎儿产生影响的药物。如果需要使用药物，应在医生指导下进行，并告知医生孕妇的怀孕情况。

告知医生孕期情况：医疗人员在急救前应了解孕妇的怀孕情况，包括孕周、胎儿发育情况等，以便更好地制定急救计划。

保持稳定姿势：急救过程中要注意保持孕妇的稳定姿势，避免对腹部产生压力。需要调整姿势时，应缓慢、轻柔地操作。

减少放射线暴露：如果需要进行放射性检查，医生应权衡利弊，尽量选择影响较小的检查方式，采取保护措施减少辐射暴露。

保持卫生防护：在急救现场和医疗机构内，要保持良好的卫生防护措施，减少感染风险。医疗人员应佩戴适当的防护装备。

及时咨询专业意见：在急救过程中，如果涉及母婴的安全问题，应及时咨询产科医生或儿科医生的意见，以确保正确的决策。

家庭急救培训：家庭成员应接受基本的急救培训，了解急救原则和技巧，以应对突发情况，同时也要了解急救时的母婴安全保障。

急救时的母婴安全保障是急救工作中至关重要的一环。在急救过程中，医疗人员和家庭成员应充分了解怀孕期间的特殊情况，采取相应的保护措施，确保母婴的安全和健康。同时，急救现场和医疗机构也应提供相应的设施和设备，以满足母婴的特殊需求。通过加强对急救时的母婴安全保障知识的培训和普及，我们可以为急救工作提供更全面、更专业的保障，保护孕妇和胎儿的健康。

# 第三节　地震、洪水等灾害的急救应对

灾害是指突发的自然灾害（如地震、洪水、风暴等）或人为灾害（如火灾、交通事故等）造成的紧急情况。在灾害发生时，人们常常处于危险和紧张的环境中，需要及时采取急救措施来保护生命和减少伤害。本节将分析灾害前、中、后的急救措施，旨在提供科学有效的指导，以确保在灾害中能够保护人们的生命安全。

# 一、灾害前、中、后急救措施

## （一）灾害前的急救准备

灾害风险评估：在可能发生灾害的地区，应定期进行灾害风险评估，了解可能的灾害类型和影响范围，以制定相应的应急计划。

急救知识培训：培训社区居民、学校师生等基本的急救知识和技能，使他们能够在灾害发生时提供基本的急救援助。

应急物资储备：预先准备急救药品、医疗器材、饮用水、食物等应急物资，以备灾害发生时使用。

紧急联系方式：确保家庭成员知道紧急救援电话号码，建立家庭成员之间的联系方式，以便在灾害发生时互相通知。

## （二）灾害中的急救措施

确保自身安全：在灾害发生时，首要任务是确保自己的安全。避免进入危险区域，如火灾现场、倒塌的建筑物等。

紧急求救：如果受伤或遇到紧急情况，应立即拨打当地的紧急救援电话，向专业急救人员求助。

基本急救：在等待急救人员到来之前，可以进行一些基本的急救措施，如止血、保护呼吸道、心肺复苏等。

提供援助：如果有了解急救知识的人员在现场，可以提供急救援助给受伤人员，但要注意自身安全。

## （三）灾害后的急救措施

伤员分类：在灾害后，需要对伤员进行分类，分为轻伤、中伤和重伤，以便优先处理。

急救点设立：在灾害现场或临时安置点设立急救点，提供急救服务，为伤员提供及时治疗。

疾病预防：在灾害后，防止传染病的传播非常重要。保持环境清洁卫生，加强饮水和食物的卫生管理。

心理援助：灾害可能对受伤人员和目击者的心理造成影响。需要提供心理援助，帮助他们应对创伤和恢复信心。

灾后复原：灾害后，社区、家庭和个人需要逐步复原。提供社会支持和医疗关怀，帮助受灾者重建生活。

灾害时的急救措施对于保护生命和减少伤害至关重要。在灾害前，进行充分的准备和培训，能够提高社区居民和救援人员的急救能力。在灾害中，确保自身安全的前提下，提供急救援助可以挽救更多的生命。在灾害后，及时的急救和医疗服务，以及心理援助，可以帮助受灾者尽快走出困境，恢复正常生活。通过加强灾害前、中、后的急救准备，我们可以最大程度地保护人们的生命安全和健康。同时，政府、社会组织和个人也需要共同努力，形成一个完善的急救体系，以应对可能发生的各种灾害情况。

## 二、利用现有资源的应急处理

在灾难或紧急情况下，充分利用现有资源是迅速响应和有效应对的关键。资源的充分利用可以最大程度地减少损失，保护人员的生命和财产安全。本文将探讨如何在应急情况下，灵活利用现有资源，提供科学有效的应急处理方法，以确保紧急情况下的高效应对和救援。

### （一）现有资源的分类

人力资源：包括专业救援人员、医疗人员、志愿者等。他们可以提供急救、医疗、心理援助等方面的支持。

物资资源：指可以用于救援、抢救和维持生活的物品，如食品、水源、医疗设备、急救药品等。

通信资源：如手机、对讲机、广播等通信设备，可以用于沟通、协调和发布紧急信息。

交通运输资源：包括车辆、船只、飞机等交通工具，用于运送伤员、物资和救援人员。

信息资源：通过互联网、社交媒体等获取的实时信息，有助于了解灾害情况和救援需求。

### （二）利用现有资源的应急处理方法

资源整合与协调：在应急情况下，各方应及时协调，共享信息和资源。建立指挥中心，对资源进行统一调度和协调。

人员培训：提前对专业救援人员和志愿者进行培训，使他们具备基本的急救、救援和沟通技能。

多功能利用物资：在资源有限的情况下，要灵活使用物资。如将车辆、建筑物等转化为临时避难所或医疗点。

信息传递与发布：利用通信设备迅速传递紧急信息，发布应急指南、救援地点等信息，指导受灾人员采取行动。

灵活交通调度：在交通受限的情况下，合理规划交通路线，优先运送伤员和急需物资。

社区参与与动员：动员社区居民参与救援工作，共同保护社区安全，发挥群众力量。

### （三）现有资源应急处理的案例与经验

地震应急：在地震发生后，利用当地的应急物资、人员和设备，迅速建立临时避难所、医疗点，救援伤员。

自然灾害应对：针对不同自然灾害，如洪水、台风等，充分利用现有资源展开抢险救援，保护人们的生命和财产。

突发公共卫生事件：在传染病暴发或疫情暴发时，调动医疗人员、医疗设备和药品，加强防控，保护公共卫生。

工业事故应急：当工业事故发生时，充分利用专业救援人员、设备和物资，控制事故蔓延，将造成的损害控制在最小限度。

灾难或紧急情况下，利用现有资源的应急处理是保护人们生命和财产安全的关键。通过合理的资源整合、培训和协调，可以最大限度地提高救援效率。在应急情况下，每个人都可以发挥作用，为灾害救援贡献力量。政府、社会组织和个人应共同努力，建立起一个紧密合作、资源共享的应急体系，以应对可能发生的各种灾难。同时，不断总结应急处理的经验和案例，提高应对能力，以保障社会的安全和稳定。

# 第四节　水上、高山等特殊情境下的应急

在水上和高山等特殊情境下，应急处理与常规情况有很大不同。这些环境可能更加复杂和危险，需要急救人员具备特殊的知识和技能来应对各种挑战。

## 一、在水上事故中的急救原则

水上事故可能涉及溺水、游泳事故、船只翻覆等，正确的急救原则能够有效挽救生命。以下是水上事故中的急救原则。

1.先保护自己

在进行任何急救行动之前，确保自己的安全。如果你不会游泳或无法安全地接近事故现场，不要冒险。尽量找到合适的救援工具或专业人员帮助。

2. 呼叫急救

如果现场出现溺水或其他严重水上事故，应立即拨打当地的紧急急救电话，以便专业急救人员前来救援。

3. 针对性的急救

根据受伤者的状况，进行有针对性的急救。如果受伤者无法自主呼吸或失去意识，立即开始心肺复苏（CPR）。

4. 将受伤者移离水源

如果受伤者仍然在水中，尽量将其移离水源，以免继续受到伤害。在保护受伤者的同时，也要注意自己的安全。

5. 保持呼吸道通畅

如果受伤者在水中呛水，需要确保其呼吸道通畅。将头部稍微仰起，帮助排出水分，同时注意不要让受伤者的头部过度仰起。

6. 施行心肺复苏（CPR）

如果受伤者无法自主呼吸或心跳停止，立即开始心肺复苏。按照培训所学的方法，进行有效的胸外心脏按压和人工呼吸。

7. 清除气道阻塞

如果受伤者呛食物或其他物体，导致气道阻塞，应立即施行背部敲击法或腹部冲击法，以尽快解除阻塞。

8. 保持体温

受伤者可能因为长时间在水中而降低体温。在急救过程中，可以使用毛毯或衣物等保持受伤者的体温。

9. 尽快送医

即使受伤者看起来恢复了，也应尽快送往医院进行全面检查，以确保没有其他潜在的伤害或并发症。

10. 鼓励咳嗽

如果受伤者可以咳嗽，鼓励他们咳嗽，以帮助清除呼吸道中的异物。

11. 监测呼吸和心跳

在急救过程中，随时监测受伤者的呼吸和心跳情况，以便根据情况做出相应的处理。

12. 维持血液循环

如果受伤者心跳停止，开始进行心肺复苏。在心跳重新恢复之前，要继续施行胸外心脏按压。

13. 防止继续受伤

在将受伤者移离水源或进行急救时，要注意防止进一步的创伤，特别是脊椎和颈部。

14. 保持安静和安抚

在急救过程中，保持安静和冷静，同时通过安抚的语言和动作来减少受伤者的焦虑。

15. 与专业人员合作

在现场的情况复杂时，与专业的急救人员合作，确保受伤者得到适当的处理和护理。

无论发生何种水上事故，及时采取正确的急救措施是拯救生命的关键。但请注意，这些原则仅供参考。实际急救操作应根据专业培训和现场情况进行。在水上事故中，寻求专业急救人员的帮助是至关重要的。

# 二、在高山等恶劣环境下的应对策略

在高山等恶劣环境下，应对策略至关重要，因为这些环境可能对人体健康和生命造成严重威胁。正确的应对策略可以最大限度地减少风险，保障自身和他人的安全。以下是在高山等恶劣环境下的应对策略。

1. 做好充分准备

了解地形和天气：在前往高山地区之前，要了解目的地的地形和天气情况。这有助于做出合理的计划和准备。

配备必备装备：根据登山的难度和环境，携带适当的装备，如登山靴、防寒服装、帽子、手套、太阳镜、头灯、急救工具等。

2. 注意身体适应

逐步升高：在高海拔地区，尽量逐步升高，给身体足够的时间适应气压和氧气含量的变化。

充足休息：在登山过程中，合理安排休息时间，给身体充足的休息来适应环境。

3. 防范高山疾病

高山病预防：避免急剧升高海拔，尤其是在较高海拔停留时间过长。如果出现高山病症状，如头痛、呼吸急促等，应立即下降海拔。

补充水分：高海拔地区较为干燥，要保持充足的水分摄入，以防止脱水。

4. 导航和通信

持有地图和导航工具：在登山过程中，随时携带地图、指南针或 GPS 等导航工具，以确保不会迷路。

保持通信：在登山时保持手机或其他通信工具的电量，以便与外界保持联系。在紧急情况下，可以发出求救信号。

**5.应对突发情况**

保持冷静：面对突发情况，保持冷静是最重要的。冷静的头脑可以帮助你做出正确的判断和决策。

发出求救信号：如果遇到危险，可以使用镜子、口哨、火种等方式发出求救信号。也可以在明显位置放置标志物，引起救援人员的注意。

**6.安全下山**

下山计划：在登山前制定详细的下山计划，包括预计下山时间、路径、途径等。不要在日落之后继续登山。

保持集体：如果是团队登山，要确保成员之间保持集体状态。不要让任何人独自行动。

**7.急救应对**

自我急救：了解基本的急救知识，以应对可能出现的意外情况。带上简易的急救工具，如创可贴、止痛药等。

集体合作：在急救情况下，如果有他人在场，可以进行合作，共同进行急救措施，如心肺复苏等。

**8.避免恶劣天气**

提前规划：在登山前，了解目标地区的天气预报，尽量避免在恶劣天气下进行登山。

紧急避难：如果遇到恶劣天气，寻找合适的避难处，等待天气好转。

**9.不强求登顶**

安全至上：不要因为追求登顶而冒险，安全永远是首要考虑因素。如果遇到不利情况，可以选择放弃登顶计划。

**10.尊重环境**

不留垃圾：在高山等环境中，要保持环境的整洁，不要随意丢弃垃圾。

尊重文化：在登山时尊重当地文化和风俗，遵守当地的规定和建议。

总之，在高山等恶劣环境下，安全是最重要的。急救、导航、自我保护等技能都是必备的。登山前的充分准备、谨慎的决策和与团队合作，能够帮助你有效地应对各种挑战，确保安全度过高山等特殊环境。

# 第五节 社区急救与自助急救技巧

## 一、概述

社区急救和自助急救技巧对于提供即时的急救援助至关重要。在紧急情况下，社区成员和受害者的家人可能是第一时间提供急救的人。了解基本的急救技巧可以在等待专业急救人员到达之前挽救生命。以下是关于社区急救和自助急救技巧的详细信息。

### （一）社区急救技巧

1. 呼叫急救

在紧急情况下，首先要立即拨打当地的紧急急救电话（如"120"），以便专业急救人员迅速赶到现场。

2. CPR（心肺复苏）

如果发现有人失去意识且没有呼吸，立即开始 CPR。

按压胸部：以每分钟 100 ~ 120 次的频率，用掌心施加下压力，压缩胸部 5 厘米左右，然后松开。

人工呼吸：每压 30 次胸部，进行 2 次人工呼吸。控制每次呼吸的时间，让胸部抬起。

3. 创伤急救

止血：用干净的布固定在伤口上，用手或指封堵直接出血点。

确保呼吸道通畅：如果伤者晕厥，保持呼吸道通畅，将头部稍微仰起。

4. 烧伤和烫伤急救

热水烫伤：用冷水冲洗烫伤部位，以减少疼痛和热量。

化学物质：用大量水冲洗化学物质，然后寻求专业医疗帮助。

5. 呼吸道阻塞急救

如果发现有人突然不能呼吸、咳嗽或说话，可能出现了窒息。

立即施行腹部冲击法：站在背后，用手臂紧贴伤者腹部，用力向上推压，帮助排除阻塞物。

### （二）自助急救技巧

1. 心肺复苏

在无人帮助的情况下，如果有人失去意识且没有呼吸，可以尝试一个人进行 CPR。

使用一只手在胸部区域进行压缩，另一只手用于人工呼吸。

2. 创伤处理

在受伤时，可以用衣物或其他可用的材料进行包扎，以减少出血。

对于浅表创伤，可以用清水冲洗伤口，然后进行简单的清洁和包扎。

3. 烧伤和烫伤急救

自己处理烧伤或烫伤时，立即用冷水冲洗伤口，然后使用干净的布料覆盖。

4. 溺水自救

如果你在水中陷入困境，尽量保持冷静。用手臂划水，保持头部以上水面，寻找浮物。

5. 自助窒息急救

如果你窒息且无法呼吸，可以自行施行腹部冲击法，以尝试解除阻塞。

6. 心律失常处理

如果你感觉心律失常，可以尝试咳嗽来刺激心脏，帮助恢复正常心律。

7. 自我寻找避难处

在户外环境中，如果你遇到恶劣天气，尽量寻找遮蔽物，保持身体温暖。

8. 头晕或失去意识

如果你感到头晕，快要失去意识，尽量避免单独行动。如果有人在场，通知他们你的情况。

9. 自我保护

在任何紧急情况下，自我保护是首要任务。避免冒险行动，确保自己的安全。

10. 寻求专业帮助

自助急救只是应急手段，不代替专业医疗。在处理急救问题后，务必尽快寻求专业医疗帮助。

在社区急救和自助急救技巧中，合理的判断、冷静的应对和基本的急救知识是关键。但请注意，这些技能的运用需要在专业培训下进行，特别是在处理他人的急救情况时。不要因为缺乏专业培训而冒险，如果有条件，尽量等待专业急救人员的到来。社区急救和自助急救技巧的目标是在等待专业急救人员的时间内，尽量减少伤害和风险，为受害者提供临时的援助。

## 二、社区急救网络的建立与运作

建立和运作社区急救网络是提高社区安全性和应急响应能力的重要一步。这样的网络可以确保在紧急情况下，社区成员能够迅速获取急救知识、技能和资源，为受伤或生病的人提供有效的援助。以下是关于建立和运作社区急救网络的详细信息。

1. 意识宣传

宣传急救意识：在社区中开展宣传活动，提高急救意识，让居民了解急救的重要性和基本知识。

教育培训：定期举办急救培训课程，向社区居民传授基本的急救技能，包括CPR、创伤处理等。

2. 急救资源设置

急救站点：在社区内设置急救站点，配备基本的急救设备和药品，供社区居民使用。

位置标识：确保急救站点和急救设备的位置标识清晰可见，方便社区成员寻找和使用。

3. 快速响应系统

联系方式：建立紧急联系人名单，包括专业急救人员、志愿者和居民。确保他们能够在紧急情况下被迅速联系到。

应急电话：提供一个紧急电话号码，社区居民可以在急需帮助时拨打，接受专业指导。

4. 信息传递渠道

社交媒体：利用社交媒体平台建立社区急救信息发布渠道，向居民传达急救知识和最新信息。

手机应用：开发社区急救手机应用，提供紧急联系信息、急救流程、视频演示等内容。

5. 社区志愿者培训

培训计划：招募有志于参与急救的社区居民，开展志愿者培训计划，使他们具备基本急救技能和知识。

管理体系：建立志愿者管理体系，确保志愿者的培训状态和急救技能保持更新。

6. 定期演练和训练

急救演练：定期组织社区急救演练，模拟真实紧急情况，让社区成员锻炼应对能力。

实际训练：提供实际急救训练，让志愿者和社区居民熟悉急救器材和流程。

7. 紧急通知系统

系统建设：建立紧急通知系统，可以通过手机短信、应用通知等方式向社区成员发送紧急信息。

指挥中心：设立一个紧急指挥中心，负责监控紧急情况并及时调度急救资源。

8. 社区合作

合作伙伴：与医院、急救机构、民间组织等建立合作伙伴关系，共同推进社区急救网络的建设。

社区参与：鼓励社区居民积极参与急救网络的运作，形成一个紧密合作的社区团队。

9. 案例分享和经验交流

成功案例：定期分享社区内成功的急救案例，鼓励和激励更多人参与急救工作。

经验交流：组织急救经验交流活动，让社区成员分享彼此的经验和教训。

建立和运作社区急救网络需要社区居民、专业急救人员和相关机构的共同努力。通过合理规划、培训、宣传和技术支持，社区急救网络可以成为社区安全的一道坚实防线，保障社区居民的生命安全和健康。

# 三、自助急救技巧的传授与实践

自助急救技巧的传授和实践是提高公众紧急应对能力的重要一环。通过向大众传授基本的急救知识和技能，可以在紧急情况下挽救生命、减少伤害。以下是关于自助急救技巧传授和实践的详细信息。

1. 急救培训课程

开设培训课程：医疗机构、红十字会、民间组织等可以定期开设免费或低成本的急救培训课程，吸引社区居民参与。

知识广泛涵盖：培训课程应涵盖基本的 CPR、止血、清除呼吸道阻塞、烧伤处理等急救技能。

2. 实用急救手册和材料

制作手册：制作易懂的急救手册，包括图文并茂的步骤指导，方便公众随时查阅。

分发材料：将手册、海报等材料分发到社区、学校、工作场所等地方，让更多人能够获得急救知识。

3. 模拟演练活动

现场演示：组织现场模拟急救演练，让参与者亲自体验急救过程，增强记忆和实际操作能力。

应对不同情境：模拟不同的急救情境，如心脏骤停、窒息、溺水等，让参与者学会应对各种情况。

4. 媒体宣传

利用媒体：通过电视、广播、社交媒体等渠道传播急救知识，让更多人了解急救技巧。

制作视频：制作简短的急救视频，演示基本的急救步骤，便于公众学习和模仿。

5. 急救应用程序

开发应用：设计和开发急救应用程序，提供基本的急救知识、演示视频、呼救功能等，方便随时查阅。

定期更新：确保应用程序的内容和信息保持最新，以便公众获取准确和实用的急救信息。

6. 社区志愿者培训

招募志愿者：鼓励热心人士成为社区急救志愿者，通过培训提升他们的急救技能和知识。

志愿者教育：定期组织志愿者培训活动，让他们了解最新的急救指南和技术。

7. 与学校合作

校园急救教育：与学校合作，在课程中加入急救教育内容，让学生从小学会基本急救技能。

校园演练：定期在学校组织急救演练，让学生在模拟情境中学会急救应对。

8. 实际演练训练

知识与实践结合：培训不仅仅是传授知识，更要将知识与实际操作结合，让参与者亲自练习急救技能。

使用模型和仿真器材：提供模型、人体模型、CPR 人体等器材，帮助参与者练习操作。

9. 急救比赛和竞赛

急救技能比拼：组织急救技能比赛，激发公众参与急救技能的学习和提升。

模拟比赛情境：设置不同急救情境，让参与者在模拟环境中应对紧急情况。

10. 现场急救示范

社区活动：在社区集会、展览等活动中，进行急救技能的现场演示，吸引更多人关注和参与。

专业人士演示：邀请专业急救人员进行急救技能演示，传授正确的技巧和操作方法。

通过以上传授和实践方式，可以将基本的急救知识和技能普及到更多人中。这不仅可以在紧急情况下挽救生命，还能提升整个社区的紧急应对能力，为更安全的社区环境做出贡献。

# 第六节　紧急逃生与求救技巧

## 一、概述

紧急逃生与求救技巧是保障个人安全的重要知识，无论是在自然灾害、事故还是其他紧急情况下，都能够帮助人们在危险面前保持冷静，并采取有效的行动，最大程度地减少伤害。以下是一些关于紧急逃生与求救技巧的建议，供大家参考。

1. 紧急逃生技巧

保持冷静：在紧急情况下保持冷静是最重要的一步。不要惊慌失措，冷静思考，并迅速做出决定。

熟悉环境：无论是在家中、工作场所还是其他地方，熟悉环境布局能够帮助你快速找到逃生的最佳路径。

掌握逃生路线：在不同场所，了解主要的逃生通道和备用通道是必要的。避免只依赖电梯，掌握楼梯的位置也很重要。

避免拥堵：在火灾等情况下，人群可能会造成拥堵。尽量避开拥挤的地方，选择人少的通道逃生。

避免烟雾：在火灾中，烟雾是主要的威胁之一。保持低姿势前进，呼吸尽量避免吸入烟雾。

使用湿毛巾：如果陷入烟雾中，用湿毛巾捂住口鼻，可以减少吸入有害气体的机会。

不开门：如果门把手烫手，表示门后可能有火，不要打开门。使用手背感受门的温度。

火灾逃生：如果发生火灾，尽量使用楼梯逃生，不要使用电梯。如果楼梯被火阻挡，回到室内，用湿毛巾封住门缝，等待救援。

2. 求救技巧

拨打紧急电话：不同国家有不同的紧急电话号码。在紧急情况下，拨打紧急电话向相关部门求救。

保持通信工具：随身携带手机等通信工具，保持与外界联系的能力。

发出求救信号：如果被困在没有通信工具的地方，可以利用镜子、手电筒等反射光线，制造闪光信号以引起注意。

寻找避难所：在自然灾害中，寻找高地、坚固的建筑物或避难所，暂时躲避危险。

吸引注意：发出声音、敲打物体，以引起附近人们的注意，获得帮助。

保持节制：在水、食物等资源有限的情况下，保持适当的节制，延长等待救援的时间。

利用标志：在需要求救时，利用鲜艳的颜色或物体制造标志，从远处吸引救援人员的注意。

紧急情况下的逃生与求救技巧是关乎生命安全的重要知识。掌握这些技巧，并在平时多加练习，可以提高在紧急情况下的应变能力和生存机会。同时，定期检查和维护逃生通道、紧急通信工具等设施，也是保障个人和家人安全的重要措施之一。

## 二、火灾、化学泄漏、气象灾害等的应对策略

1. 火灾的应对策略

预防为主：在防止火灾方面，预防是关键。确保家庭和工作场所的电线电器安全，不乱丢烟蒂，定期检查天然气管道等，是预防火灾的重要措施。

火灾逃生演练：定期进行火灾逃生演练，让家人和员工熟悉逃生路线和方法，提高应对火灾的能力。

安装火灾警报器：在家中和办公场所安装火灾警报器，及时发现火灾迹象，有利于及早采取行动。

使用灭火器：学会正确使用灭火器，能够在小火灾初期迅速扑灭火源，阻止火势扩大。

低姿势逃生：在火灾中，烟雾和有毒气体往往比火焰更具威胁。保持低姿势，用湿毛巾捂住口鼻，逃离火源。

不乘坐电梯：火灾时不要使用电梯，因为电梯可能停在火源附近或发生故障。

关闭门窗：逃生时关闭门窗可以减缓火势蔓延速度，为逃生赢得宝贵时间。

2. 化学泄漏的应对策略

远离泄漏源：发生化学泄漏时，第一步是尽量远离泄漏源，防止直接接触有害物质。

寻找避难所：如果无法迅速远离泄漏区域，寻找高地、固定建筑物等避难所，以减少危险。

遮盖口鼻：使用湿毛巾、口罩等遮盖口鼻，减少吸入有害气体的机会。

通知当局：如果情况允许，立即通知相关当局，以便他们能够采取措施控制泄漏。

不使用明火：避免使用明火，以防有害气体爆炸或着火。

避免造成二次污染：在处理泄漏物质时，避免将其排放到水源或其他环境中，防止二次污染。

3.气象灾害的应对策略

及早了解天气预报：气象灾害通常有预测，了解天气预报能够提前做好准备。

撤离危险区域：在暴风雨、洪水等情况下，及早撤离危险区域，寻找安全的地方避难。

储备应急物资：在可能发生气象灾害的地区，储备食物、水、药品、应急工具等物资，以备不时之需。

避免户外活动：在气象恶劣的情况下，尽量避免不必要的户外活动，减少受灾风险。

保持通信畅通：保持手机电量充足，与家人、朋友保持联系，随时了解彼此的安全情况。

加固房屋：在可能受到台风、地震等气象灾害的地区，加固房屋结构，提高抵抗能力。

4.地震的应对策略

保持冷静：在地震发生时保持冷静，寻找遮蔽物或开阔空地。

躲避高楼大厦：尽量避免在地震时逗留在高楼大厦内，因为这些地方在地震中的危险性较高。

躲避玻璃和易倒物：远离窗户、镜子等玻璃制品，避免受伤。同时，避免站在高架物体下面，以免被倒塌物压到。

室内逃生：如果在建筑物内，尽量躲到桌子、床下等坚固的家具下，保护头部，避免被物体砸伤。

远离电线：避免靠近断裂的电线，以免触电。

5.洪水的应对策略

提前撤离：如果居住在容易受洪水影响的地区，及早撤离到安全地带。

不越水：绝不越水，无论是骑车还是步行，洪水的水流很容易将人卷走。

储备物资：在可能遭受洪水的地区，储备食物、水、药品、衣物等应急物资。

注意通信：保持手机电量充足，以便在需要时与家人或救援人员保持联系。

6.台风和飓风的应对策略

关注天气预报：及早关注台风或飓风的路径和预测，做好准备。

固定室外物品：将室外的家具、植物等固定好，以免被强风吹走或摧毁。

窗户贴胶带：在窗户上贴上交叉胶带，以增强窗户的抗风能力。

避免靠近海滨：如果在台风或飓风来临前身处海滨地区，尽早撤离至安全地区。

避免使用电器：在强风天气中避免使用电器，以免触电。

7.恐怖袭击的应对策略

保持警惕：在公共场所保持警惕，留意异常行为或包裹。

远离危险区域：在发生恐怖袭击的地区，尽量远离危险区域，寻找安全避难所。

找寻遮蔽物：如果发生枪击等恐怖袭击，寻找遮蔽物，尽量减少暴露。

遵循指示：在恐怖袭击发生时，听从当地执法人员或救援人员的指示，保持冷静。

总之，面对不同类型的紧急情况，保持冷静、预防为主、及时行动是关键。了解应对策略、定期进行演练以及培养应急意识都能够提高在紧急情况下的生存和自救能力。无论是个人、家庭还是社区，都应该注重紧急情况的应对准备，以确保安全和生存。

## 三、发出求救信号与获取帮助的方法

在紧急情况下，能够有效地发出求救信号和获取帮助是至关重要的生存技能。无论是在户外活动、自然灾害、意外事故还是其他紧急状况中，掌握正确的求救方法可以提高被发现并获救的机会。以下将详细介绍发出求救信号和获取帮助的各种方法，以便在关键时刻能够采取正确的行动。

1. 发出求救信号的方法

呼救声音：大声呼救是最简单直接的方法。用力喊叫"救命""帮助"等，以吸引附近人们的注意。

手机通信：如果身边有手机，尽早拨打紧急电话号码（如"119"等），向救援人员提供必要信息。

使用哨子：携带哨子是户外活动的好习惯。用哨子发出尖锐的声音，能够引起人们的注意，特别是在远处。

发出声音：使用自然资源，如敲击岩石、树木等制造声音。使用高音笛子、哨子等工具也能产生远距离的声响。

利用光：在日光充足的白天，可以用镜子、反光镜、手机屏幕等反射阳光，制造闪光信号。

使用火光：在夜晚或昏暗环境中，用火种制造闪光信号，如点燃一堆干草或纸张。

书写标志：在地面上用石头、树叶等物品拼出 SOS 等标志，用以吸引飞行器或远处人们的注意。

声音模式：使用规律的声响模式，例如三次短促的声音、一次长声音，来传达紧急情况。

2. 获取帮助的方法

使用通信工具：在有手机、对讲机等通信工具的情况下，及时与救援人员、家人、朋友保持联系。

前往人群：移动到人多的地方，寻求帮助。在城市中，前往商店、餐厅等地通常能够得到帮助。

使用标志：制造鲜艳的标志，例如用衣物、布条制作信号，以吸引救援人员的注意。

寻找高地：在野外或受灾地区，尽量找到高地，提高被发现的机会，同时寻找安全的地方避难。

发出声音：利用敲打物体、喊叫等方法，吸引附近人们的注意。

使用闪光工具：在夜间或低能见度环境下，使用手电筒、手机屏幕等发出闪光信号。

保持信心：在等待救援过程中保持镇定，不要绝望，坚信救援会到来。

3.不同环境下的方法

海上求救：如果在海上遇险，使用救生艇或救生圈，发出闪光信号、吹哨子等方法吸引过往船只注意。

山区求救：在山区迷路或遇险时，保持在开阔地带，发出声音、设置信号标志以引起他人的注意。

荒野求救：在荒野环境中，使用哨子、声音、火光等方法，寻找流水、高地，等待救援。

城市求救：在城市中，寻求帮助可以通过呼救声音、寻求过路人、寻找安全的地点等方法。

无论是在何种情况下，发出求救信号和获取帮助的能力都是生存的关键。熟悉各种方法，根据实际情况灵活运用，能够提高在紧急情况下的自我保护和生存能力。在平时，通过参加急救和求救培训，以及在户外活动中不断练习，可以更好地掌握这些重要技能。

# 第七节　不同文化背景下的急救观念与实践

## 一、概述

不同文化背景下的急救观念与实践呈现出多样性，反映了不同社会和文化对于生死、疾病和医疗的看法。在跨文化急救中，了解并尊重不同文化的观念和实践对于提供有效的急救援助至关重要。以下是关于不同文化背景下的急救观念与实践的详细信息。

1.宗教与文化信仰的影响

不同宗教和文化对生死、疾病的看法会影响急救观念。例如，一些文化可能认为死亡是命中注定，不应过度干预，而另一些文化则强调尽可能拯救生命。

宗教仪式：在一些宗教文化中，死亡后的处理和仪式可能比急救行动更重要。因此，急救者需要了解这些观念，以便在尊重文化信仰的同时提供必要的援助。

2. 社会地位和性别角色

在某些文化中，社会地位和性别角色可能影响急救的实践。例如，女性可能被限制在提供急救方面的参与，或者在某些社会中，急救者的地位较高，而在其他社会中可能受到忽视。

3. 传统医疗实践

一些文化中，传统医疗方法被广泛应用，包括使用草药、巫术等。在这些情况下，急救者需要了解这些方法，以便与患者或家人合作，找到平衡。

4. 社区支持体系

在某些文化中，社区和家庭的支持体系可能比医疗机构更为重要。急救者需要了解如何与社区和家庭合作，以便提供急救援助。

5. 语言和沟通障碍

不同文化可能使用不同的语言和沟通方式。急救者需要解决语言障碍，确保有效的信息传递和交流。

6. 地域差异

不同地区的文化差异也可能影响急救观念和实践。一些地区可能更加重视集体行动，而另一些地区可能更加注重个人行动。

7. 教育水平和医疗资源

教育水平和医疗资源的差异也可能影响不同文化下的急救观念和实践。在医疗资源匮乏的地区，急救的实践方式可能与医疗资源丰富的地区不同。

为了在不同文化背景下提供有效的急救援助，以下是一些建议。

跨文化培训：急救培训机构和专业急救人员应接受跨文化培训，以了解不同文化的观念和实践。

尊重文化差异：急救者在提供援助时应尊重不同文化的观念，避免对文化信仰产生冲突。

倾听和沟通：与患者或家属进行开放的沟通，了解他们的观点和偏好，然后共同制定急救方案。

合作与协商：急救者应与社区、家庭和患者合作，共同决定急救的最佳实践方式。

灵活应对：在不同文化环境中，急救者需要具备灵活性，根据具体情况进行判断和决策。

总之，了解不同文化背景下的急救观念与实践对于提供尊重和有效的急救援助至关重要。尊重文化差异、灵活应对和有效沟通是跨文化急救中的关键因素，有助于确保急救行动符合当地文化和价值观。

## 二、跨文化急救护理的挑战与机遇

跨文化急救护理涉及不同文化、价值观和社会习惯下的急救援助，既面临挑战，也蕴含机遇。在全球日益多元的社会背景下，急救护理人员需要适应不同文化环境，以确保提供尊重、文化敏感和高效的急救服务。以下是关于跨文化急救护理的挑战与机遇的详细信息。

### （一）挑战

1. 文化差异

不同文化之间存在差异，涉及信仰、价值观、习惯等方面。急救护理人员需要理解并尊重这些差异，避免冲突和误解。

2. 语言障碍

跨文化环境中，语言障碍可能导致信息传递困难，影响急救援助的效果。急救护理人员需要解决语言障碍，确保准确沟通。

3. 宗教和信仰

宗教和信仰对于急救观念和实践产生重要影响。急救护理人员需要了解当地宗教和信仰，以便在尊重的基础上提供援助。

4. 医疗体系和资源不足

不同地区的医疗体系和资源不同，可能影响跨文化急救护理的实施。急救护理人员需要适应不同的资源情况，做出合适的决策。

5. 社会地位和性别角色

社会地位和性别角色的差异可能影响跨文化急救护理的互动。急救护理人员需要避免偏见和歧视，确保平等和尊重。

### （二）机遇

1. 文化敏感护理

跨文化环境为急救护理人员提供了更多机会学习和实践文化敏感护理。了解不同文化观念和实践，可以提升护理人员的文化敏感性。

2. 知识分享

跨文化急救护理促进了不同地区之间的知识分享和经验交流。护理人员可以从其他地区的实践中学习，拓宽自己的专业视野。

3. 提升专业技能

面对文化多样性，护理人员需要不断提升自己的跨文化交流和应对能力。这有助于提升专业技能和职业竞争力。

4. 积累宝贵经验

在跨文化环境中工作，护理人员将积累宝贵的跨文化经验。这种经验对于未来面临各种文化挑战时，具有指导意义。

5. 多元化团队建设

跨文化急救护理促进了多元化团队的建设。多元团队可以提供不同文化视角，共同解决问题，创造更有效的急救护理策略。

6. 推动文化变革

通过在不同文化环境中提供尊重和敏感的急救护理，护理人员可以推动社会和文化变革，促进健康服务的均衡和发展。

跨文化急救护理的挑战和机遇并存，需要急救护理人员具备跨文化意识、灵活性和应变能力。在提供急救援助时，尊重不同文化、沟通有效、避免偏见，以及根据实际情况做出适当决策，都是关键的能力。通过克服挑战、把握机遇，急救护理人员可以在跨文化环境中做出积极的贡献，为多元社会的健康与安全提供支持。

# 三、跨国界急救援助与合作

## （一）国际急救合作的必要性和形式

尊重多样性是跨文化急救的基本原则之一，它强调在急救护理中应当充分理解、尊重并适应不同文化、价值观和社会习惯，确保急救援助在尊重个体尊严的前提下得以实施。以下是关于尊重多样性的跨文化急救原则的详细信息。

1. 文化敏感性

急救护理人员应培养文化敏感性，了解不同文化的观念、信仰和实践。这有助于避免冲突和误解，确保尊重个体的文化背景。

2. 沟通与理解

在急救过程中，与患者或家属进行开放、尊重的沟通是关键。急救护理人员应耐心倾听，理解患者或家属的需求和观点。

3. 尊重宗教与信仰

宗教和信仰在急救决策中可能起到重要作用。急救护理人员需要尊重个体宗教信仰，确保急救措施与宗教观念相协调。

4. 个体权利与自主权

尊重多样性包括尊重患者的个体权利和自主权。急救护理人员应在尊重个体意愿的前提下，提供信息和建议，让患者能够做出自主决策。

5. 社会地位和性别平等

急救护理人员应避免性别歧视和社会地位偏见，平等对待每位患者。不应因性别、社会地位等因素而影响急救护理的质量。

6. 教育与意识宣传

通过教育和意识宣传，推广尊重多样性的理念。提醒社会各界，跨文化急救需要充分尊重和理解不同文化的需求。

7. 适应不同场景

尊重多样性意味着急救护理人员需要根据不同场景和文化背景，适度调整急救策略和实施方式。

8. 灵活性与文化理解

急救护理人员需要具备灵活性，能够根据文化理解调整自己的行动和态度，以确保尊重和合适的急救援助。

9. 社区合作与参与

与社区合作，倾听社区居民的声音，确保急救护理服务符合当地文化和习惯。

10. 尊重隐私和人身权利

尊重多样性还包括尊重个体的隐私和人身权利。在急救过程中，保护患者的隐私和尊严至关重要。

11. 学习与提升

急救护理人员应不断学习，不断提升自己的跨文化沟通和应对能力。学习其他文化的知识有助于更好地适应不同情境。

尊重多样性的跨文化急救原则强调了人文关怀、平等尊重和文化包容，是跨文化急救护理的基石。急救护理人员在实施急救援助时，需要坚守这一原则，以确保在尊重个体的文化背景和需求的前提下，提供高质量的急救服务。同时，积极推广尊重多样性的理念，促进社会文化的包容和发展。

# 四、跨国界急救援助组织的角色与功能

跨国界急救援助组织在面对自然灾害、人道危机、突发公共卫生事件等紧急情况时扮演着重要角色。这些组织跨越国家边界，为受灾地区提供急救、救援、医疗和庇护等援助，发挥着关键作用。以下是关于跨国界急救援助组织的角色与功能的详细信息。

1. 急救与医疗援助

提供紧急医疗救援：跨国界急救援助组织通常派遣专业医疗队伍前往灾区，为受伤和生病的人提供急救和医疗援助。

临时医疗设施：在灾区建立临时医疗设施，提供基本的医疗服务，包括手术、药品分发等。

2. 救援和灾害响应

快速反应：跨国界急救援助组织可以迅速部署救援队伍和物资，为灾区提供急需的援助。

物资支持：提供食品、水源、帐篷、毛毯等基本生活和庇护物资，帮助受灾人员渡过难关。

3. 卫生与卫生设施

卫生设施建设：在灾区建立卫生设施，如卫生间、洗手站等，以防止疾病传播。

健康宣教：向受灾人员宣传卫生知识，帮助他们预防疾病和保持健康。

4. 心理支持和社会服务

提供心理咨询：灾难和危机可能造成心理创伤，跨国界急救援助组织提供心理支持和咨询。

家庭重建：协助灾区居民重建家庭和社区，提供社会服务和援助。

5. 协调和合作

国际协调：跨国界急救援助组织协调国际援助和各国救援机构，确保援助的高效配合。

本地合作：与当地政府、非政府组织和社区合作，共同开展救援和恢复工作。

6. 培训和能力建设

培训当地人员：为当地人员提供急救、医疗、卫生等培训，提高本地应对灾害的能力。

设施改善：通过建设医疗设施、培训健康工作者等方式，加强当地卫生和医疗能力。

7. 信息传播

信息发布：向公众发布关于灾害的信息，包括急救方法、卫生知识等，提高公众的应急意识。

情报收集：收集有关灾情和需求的信息，为救援决策提供支持。

8. 长期支持和恢复

持续援助：除了急救和灾害响应，跨国界急救援助组织还为灾区提供长期的支持，促进灾后的恢复和重建工作，帮助灾区逐步恢复正常生活。

重建规划：协助制定灾后重建规划，包括基础设施、医疗设施等的建设，以促进灾区的可持续发展。

社区支持：提供社区支持项目，如教育、职业培训等，帮助受灾社区重建社会功能。

## 9. 风险减轻和预防

提供培训：跨国界急救援助组织可以为当地人员提供自然灾害和紧急情况下的应对培训，提高他们的风险意识和自救能力。

支持预警系统：协助建立和改进灾害预警系统，帮助降低灾害对社区的影响。

## 10. 国际意义与合作

跨国合作：跨国界急救援助组织有时会与其他国际组织、政府机构、非政府组织合作，共同应对全球性的灾害和挑战。

人道主义精神：通过跨国界急救援助，国际社会表达了人道主义精神，彰显了国与国之间的友好合作。

## 11. 倡导与意识宣传

提高意识：跨国界急救援助组织通过宣传和教育活动，促进公众对于急救、灾害风险的认识和重视。

倡导政策：在国际层面，跨国界急救援助组织也会倡导有关灾害响应和援助的政策和法规。

总之，跨国界急救援助组织在全球范围内扮演着关键角色，通过提供医疗援助、救援支持、庇护、恢复和重建等多方面的服务，为受灾地区提供紧急的援助和支持。这些组织的功能不仅局限于灾害响应，还包括协助当地提高灾害应对能力、推动社会发展等。通过合作、援助和倡导，它们在促进全球人道主义、友好合作和可持续发展方面发挥着重要作用。

# 第五章　急救心理与法律责任

## 第一节　急救现场心理支持

急救现场心理支持在紧急情况下至关重要，它可以帮助受伤者、家属以及参与急救的人员缓解情绪压力，提供安慰和支持。

### 一、有效沟通、保持冷静的技巧

1.急救护理的有效沟通技巧

简明扼要：在急救现场，沟通应该简明扼要，直接传达关键信息。避免冗长的叙述，用简短的话语传达需要的信息。

明确语言：使用明确、清晰的语言表达，避免使用模糊或引起误解的词汇。

肢体语言：肢体语言同样重要。用自信、专业的肢体语言传递你的信心和安全感。

眼神接触：和受伤者或家属保持适度的眼神接触，传达你的关心和愿意帮助的态度。

倾听：倾听对方的话语，不要打断他们，让他们感到被尊重和理解。

提问：用开放性的问题引导对话，帮助你了解情况。例如，"您能告诉我发生了什么事吗？"而不是"是不是发生了这样那样的事情？"

适度安抚：对于情绪激动的人，用温和的语气和安抚的措辞，让他们感到放心。

尊重：尊重受伤者和家属的感受和意愿，避免强行干涉或让他们感到不舒服。

2.急救护理保持冷静的技巧

专业培训：接受过专业急救培训可以提高你在紧急情况下的自信心，让你知道应该采取什么行动。

定期演练：参与定期的急救演练，模拟真实场景，帮助你熟悉应对步骤，增加自己的应对能力。

呼吸训练：学习深呼吸和冥想技巧，可以在紧张时帮助你保持冷静。

分解任务：将急救步骤分解成小任务，逐步完成，避免感到不知所措。

自我提醒：在紧急情况下，通过反复提醒自己保持冷静和专注，不被情绪主导。

遵循流程：急救有一套流程，按照流程行动可以帮助你集中注意力，减少混乱。

现实预期：你要理解，在急救情况下不可能总是一帆风顺，可能会遇到意想不到的情况。

经验积累：随着经验的积累，你会越来越适应处理紧急情况，保持冷静的能力会逐渐提升。

急救护理需要专业知识和技能，同时也需要良好的沟通能力和冷静的态度。通过适当的培训和练习，你可以更好地应对急救情况，为受伤者提供及时有效的救助。

## 二、对受伤者和亲属的情绪疏导

急救现场往往伴随着紧张、恐惧和焦虑。作为急救人员，你的角色不仅是提供医疗援助，还包括对受伤者及其亲属进行情绪疏导和心理支持。以下是如何有效地疏导受伤者和亲属情绪的一些方法。

1. 对受伤者的情绪疏导

安全感和信任：第一步是确保受伤者感受到安全感和信任。用温和的语气告诉他们你在这里，会竭尽全力帮助他们。

简洁明了：用简单、清晰的语言解释正在发生的情况，告诉受伤者你正在进行的急救措施。

尊重意愿：尊重受伤者的意愿，如果他们不愿意配合某些操作，尽量不要强迫，先稳定情绪再继续。

缓解疼痛：疼痛是一个常见的问题，尽可能提供疼痛缓解，例如保持舒适的体位、使用冷敷等。

逐步介入：在进行急救的过程中，逐渐介入对话，询问受伤者的感受和状况，鼓励他们表达自己的情绪。

情绪疏导：在适当的时候，提醒受伤者深呼吸，以帮助他们保持冷静和放松。

解释步骤：在执行急救步骤时，告诉受伤者你正在做什么，为什么这么做，让他们知道你的行动是有目的的。

鼓励合作：鼓励受伤者配合你的操作，让他们了解他们的合作对于恢复很重要。

2. 对亲属的情绪疏导

保持冷静：在面对受伤者的亲属时，保持冷静和专业。你的冷静和信心可以传递给他们。

直接而温和：使用直接、坦诚而温和的语气与亲属交流，不要回避事实。

倾听：倾听亲属的情绪和顾虑，不要打断他们的发言。让他们感到被理解和尊重。

传递信息：提供关于受伤者情况的真实信息，但不要过于详细或让他们感到绝望。

希望与信心：尽可能传递希望，告诉他们医疗团队正在全力救治，但也要保持现实。

提供支持：问问他们是否需要某种支持，例如联系其他家人、朋友，或者提供电话等。

引导情绪：如果亲属情绪激动，尝试引导他们进行深呼吸，缓解紧张情绪。

私下交流：如果有必要提供私下交流的机会，尤其是在告知重要消息时。

3. 总结与建议

在急救场景中，情绪疏导与医疗援助同样重要。你的耐心、关心和专业能力可以对受伤者和亲属产生积极的影响，帮助他们在紧急情况下更好地应对。同时，记得保护自己的情绪和心理健康，及时寻求帮助和支持，以保持自己的专业和稳定。

# 第二节　与患者及其家属的沟通技巧

## 一、听取和尊重患者意愿的重要性

急救护理中，听取和尊重患者意愿的重要性无法被高估。患者的意愿是其自主权和尊严的体现，急救人员应该始终将患者的意愿置于首位。以下是强调听取和尊重患者意愿的几个重要原因。

尊重个人权利：每个人都有权利决定自己的医疗选择和治疗方案。急救护理尊重患者的意愿，体现了对其个人权利和自主决策的尊重。

保持尊严：在急救情况下，患者可能感到害怕、不安和失去控制感。听取和尊重他们的意愿，可以帮助他们保持尊严，减轻情绪压力。

提供更合适的护理：患者了解自己的状况、需求和偏好。急救人员通过听取他们的意愿，可以提供更加个性化和适合的护理，增加治疗效果。

建立信任关系：尊重患者意愿建立了急救人员与患者之间的信任关系。这有助于患者更加配合治疗，提供必要的信息，从而促进更好的医疗结果。

减少决策后悔：如果患者意愿被忽视，他们可能会因为不被尊重而感到后悔，这可能会影响其心理和情绪状态。

避免不必要干预：有些患者可能有宗教、文化或道德信仰，不愿接受某些治疗。尊重他们的意愿可以避免对他们不必要的干预。

促进沟通：通过倾听患者的意愿，急救人员可以更好地理解患者的顾虑和需求，从而更好地与患者和家属沟通。

伦理责任：尊重患者意愿是医疗伦理的基础，医务人员有责任保护患者的权利和尊严。

如何实施听取和尊重患者意愿，具体如下。

倾听：让患者充分表达他们的意见、顾虑和想法。给予他们足够的时间，不要中断或打断。

询问：在能够配合的情况下，询问患者是否有特定的治疗偏好，是否有任何限制或担忧。

解释：解释当前的状况和可能的治疗选择，以便患者能够基于更多信息做出决策。

尊重：无论患者做出什么决定，都要尊重并遵守他们的意愿。

提供选择：如果可能，给患者提供治疗选择，让他们根据自己的情况做出决定。

教育：在有需要的情况下，向患者和家属提供有关治疗的相关信息，帮助他们做出知情的决策。

与家属协商：如果患者无法表达意愿，与其家属或法定代理人协商，尊重其代表患者的意愿。

总之，急救护理中，听取和尊重患者意愿不仅是一种伦理要求，也是提供优质医疗护理的关键。通过充分尊重患者的自主权，我们可以为他们提供更加人性化、合适和有效的急救援助。

## 二、给予信息、安慰和帮助的方法

急救护理不仅涉及到提供医疗援助，还包括给予信息、安慰和帮助。这些方面的有效应对可以减轻受伤者和他们的家属的情绪压力，提供心理支持，以下是一些方法。

1. 给予信息

明确的语言：使用清晰、简明的语言解释正在发生的情况，避免使用医疗术语，以确保受伤者和家属能够理解。

实事求是：提供准确的信息，不要隐瞒或夸大状况。诚实的信息有助于建立信任。

步骤解释：在执行急救步骤时，告诉受伤者你正在做什么，为什么这么做，让他们知道你的行动是有目的的。

提供选择：如果可能，向受伤者提供治疗的选择，让他们能够参与决策。

避免过多细节：对于可能引起恐慌的细节，可以选择在必要时适当地隐瞒或控制信息细节的透露。

2. 安慰和支持

耐心倾听：倾听受伤者和家属的感受和顾虑，不要打断他们的发言。让他们感到被理解和尊重。

提供安慰：使用温和的语气安抚受伤者和家属的情绪，告诉他们你在这里，会竭尽全力帮助他们。

情绪疏导：如果受伤者或家属情绪激动，可以尝试引导他们进行深呼吸，缓解紧张情绪。

传递希望：尽可能传递希望，告诉他们医疗团队正在全力救治，但也要保持现实。

倡导团结：鼓励家属在困难时彼此支持，共同渡过难关。

3. 提供帮助

询问需求：问问受伤者和家属是否需要某种支持，如联系其他家人、朋友，提供电话等。

协助联系：如果可能，帮助受伤者或家属联系紧急联系人，通知他们当前情况。

提供资源：向受伤者和家属提供有关医院、医生、社会资源等的信息，帮助他们获取所需帮助。

随时支持：在急救和治疗过程中，保持随时为受伤者和家属提供帮助和支持的姿态。

在急救现场，除了技术性的医疗援助，情感和心理支持同样重要。急救人员的关心、耐心和专业，可以让受伤者和他们的家属在紧急时刻感到安心和支持，从而更好地应对困境。

陪伴：在等待急救或治疗过程中，陪伴受伤者或家属，让他们感到不孤独。

协助移动：如果受伤者需要移动，提供适当的协助，确保他们的安全。

提供用品：如果可能，提供水、毛巾、衣物等基本用品，让受伤者感到舒适。

4. 解答问题

回答疑虑：鼓励受伤者和家属提问，耐心回答他们的问题，消除他们的困惑。

提供信息：如果有关于状况、治疗过程等的问题，提供准确的、易懂的信息。

5. 灵活应对

根据需求调整：根据受伤者和家属的反应，灵活调整你的言辞和支持方式。

家庭文化尊重：尊重不同家庭文化和信仰，以适应他们的情感需求。

6. 建立信任

充分尊重：尊重受伤者和家属的意愿和决定，建立信任关系。

展示专业：通过专业的知识和技能，展示你的专业素养，增加受伤者和家属的信心。

7. 辅助家属

家属情绪疏导：如果家属情绪激动，提供适当的安抚和倾听，帮助他们缓解情绪。

解释治疗：对家属解释正在进行的治疗，让他们知道正在采取的步骤。

提供安排：如果需要，帮助家属安排住宿、交通等问题，减轻他们的后顾之忧。

急救现场情况变化多端，而且每位受伤者和家属都有不同的需求。急救人员需要根据实际情况灵活运用上述方法，为他们提供全面的支持。无论是通过提供信息、安慰还是实际的帮助，你的专业和关心都能够在急救过程中起到至关重要的作用，帮助受伤者和家属更好地应对紧急情况。

# 第三节　急救护理中的法律责任与限制

## 一、概述

急救护理是医疗领域中至关重要的环节，能够在紧急情况下挽救生命。然而，急救护理中存在着法律责任与限制，这既是为了保障患者的权益，也是为了规范医疗行为。下面将探讨急救护理中的法律责任与限制，并从不同的角度进行阐述。

1. 急救护理的法律责任

急救护理涉及到生命救援，因此从专业和伦理角度来看，护士和医护人员在急救过程中有着严肃的法律责任。他们应当按照医疗准则和标准操作程序提供急救护理，并对其行为负责。如果在急救过程中出现错误或疏漏，护士和医护人员可能会面临法律追究。例如，错误的药物使用、操作不当等可能会对患者的健康造成损害，护士和医护人员应当承担相应的法律责任。

2. 法律责任的界定

在急救护理中，法律责任的界定取决于多种因素，包括护士或医护人员的专业资质、行为是否符合标准操作程序、是否存在过失等。如果护士或医护人员在急救护理中表现出专业水平，按照规定操作，且在紧急情况下做出了合理决策，他们可能会免于法律责任。然而，如果存在明显的疏忽、失误或故意不当行为，他们可能会被追究法律责任。

3. 法律限制与急救护理

虽然急救护理的目标是挽救生命，但也存在法律限制。一方面，医护人员在急救护理中需要尊重患者的意愿和自主权。如果患者拒绝接受急救护理，医护人员通常应当尊重其决定，除非患者无法做出决策或情况危急。另一方面，急救护理过程中的某些干预可能涉及患者身体完整性的侵犯，因此需要权衡抢救生命和尊重个人权利之间的平衡。

4.法律保护与急救者

为了鼓励医护人员在急救情况下积极采取行动，许多地区都颁布了"急救者法"或"良民急救法"，允许非专业人士在紧急情况下进行急救护理，而不会因此受到法律追究。这些法律通常规定，在紧急情况下提供合理的急救护理行为，不会因为疏忽造成损害而被追究责任。

5.法律培训与急救护理

为了提高医护人员和普通人的法律意识，许多培训课程将法律知识纳入急救护理培训中。这有助于医护人员了解在急救情况下应该采取的合适行动，以及他们的法律责任和权利。同时，公众也能够了解在紧急情况下的合法行为，以更好地参与急救护理。

综上所述，急救护理领域存在着法律责任与限制。医护人员需要在提供急救护理时遵循专业准则和标准操作程序，以最大程度地减少可能的法律风险。同时，法律也应当为积极参与急救护理的人员提供保护，鼓励他们在紧急情况下挽救生命。最终，法律的落实和培训的加强将有助于确保急救护理在合法、安全和伦理的框架内进行。

## 二、急救者在法律上的权益与义务

急救者在紧急情况下的行为可以挽救生命，但与此同时，他们也在法律上承担着一定的责任和义务。这些权益和义务涵盖了从行动的合法性到对受伤者的尊重，下面将深入探讨急救者在法律上的权益与义务。

1.急救者的权益

合法行动的保护：急救者在紧急情况下提供急救援助时，通常会受到法律的保护。许多法律体系都颁布了"急救者法"或"良民急救法"，这些法律规定了在紧急情况下，非专业人士提供急救援助所享有的法律保护。这意味着急救者在遵循合理的急救程序时，不太可能因为他们的行动受到法律追究。

免责权益：在某些司法管辖区域，急救者可能会享有免责权益。这意味着如果他们在紧急情况下采取了合理的行动，即使出现了意外的伤害或损害，他们也不会因此承担法律责任。这种安排旨在鼓励更多的人在急救情况下采取行动，而不必担心可能的法律后果。

2.急救者的义务

采取适当行动：急救者的首要义务是在紧急情况下采取适当的行动来提供帮助。他们应该尽力提供自己所能的急救援助，包括心肺复苏、止血、CPR等，以最大程度地减少受伤者的伤害并增加生存机会。

不造成过度伤害：急救者需要谨慎行事，以确保他们的行动不会对受伤者造成过度伤害。例如，在进行心肺复苏时，急救者应该注意力的大小和频率，以免造成胸骨骨折等额外损伤。

尊重患者意愿：急救者应该尊重患者的意愿。如果患者有明确的拒绝接受急救援助的意愿，急救者通常应该尊重这一决定，除非情况危急且患者无法表达自己的意愿。

保护个人隐私：急救者需要保护受伤者的隐私权。他们在提供急救援助时应该尽量减少对受伤者隐私的侵犯，避免不必要的观察和披露个人信息。

合作医护人员：在医疗专业人员到达现场后，急救者有义务与医护人员合作，向他们提供关于紧急情况和已经采取的急救措施的信息。这有助于医护人员做出更准确的判断和决策。

3. 法律权衡与急救者行为

尽管急救者在紧急情况下的行为通常受到法律保护，但在某些情况下，他们的行为可能会受到法律审查。如果急救者的行为明显违背了合理的急救标准，导致了额外的伤害或损害，他们可能会面临法律追究。因此，急救者应该在行动时谨慎考虑，遵循专业的急救指南和准则。

4. 急救培训和知识的重要性

为了更好地履行急救者的法律义务和保护自身的权益，急救培训和知识是至关重要的。急救者需要接受专业的急救培训，了解基本的急救程序和技能，以及在不同紧急情况下如何行动。这将有助于他们更有效地提供急救援助，同时减少法律风险。

急救者在紧急情况下扮演着至关重要的角色，他们的行动可以挽救生命。然而，这种行为也伴随着一定的法律责任和义务。急救者应该了解自己的权益和义务，采取适当的行动来提供急救援助，同时遵循专业的标准和法律准则。急救培训和知识的提升可以帮助他们更好地履行这些责任，为紧急情况下的医疗干预做出贡献。

# 三、遇到法律问题时的应对原则

面对法律问题，无论是个人还是组织，正确的应对原则至关重要。合理的反应可以帮助避免潜在的法律风险，保护自身权益。以下是遇到法律问题时的应对原则，供参考。

（1）保持冷静和沉着：面对法律问题，第一原则是保持冷静和沉着。过度的情绪和紧张可能会影响判断力，导致不明智的决策。保持冷静有助于更好地理解问题，采取合适的行动。

（2）寻求专业法律意见：如果你不是法律专业人士，遇到复杂的法律问题时，最好的做法是寻求专业的法律意见。律师可以为你提供准确的法律解释和建议，帮助你理解你所面临的法律问题和可能的后果。

（3）收集证据和信息：在应对法律问题时，收集相关的证据和信息是至关重要的。

这些证据可以帮助你支持自己的立场，同时为律师提供更多的背景信息，以便他们能够做出更好的建议。

（4）避免自我诉讼：在一些情况下，自我诉讼可能会导致问题更加复杂化。如果你不熟悉法律程序和法院规则，最好还是委托专业律师来处理你的案件，以确保你的权益得到适当保护。

（5）与律师合作：如果你决定委托律师处理法律问题，与律师保持紧密合作是非常重要的。提供真实和全面的信息，与律师共同制定合适的应对策略，参与决策过程。

（6）遵循法律程序：在应对法律问题时，确保遵循适用的法律程序和规则。无论是法庭程序还是行政程序，遵循规定可以保护你的权益，避免不必要的问题。

（7）保护沟通记录：如果你与其他人就法律问题进行沟通，尤其是书面沟通，确保保留相关的记录。这些记录可以作为证据，支持你的立场，并且有助于解决潜在的争议。

（8）避免对抗态度：即使你与他人在法律问题上存在分歧，保持开放的对话和合作态度通常更有助于问题的解决。过于对抗可能会加剧矛盾，导致问题更加复杂化。

（9）做好风险评估：在应对法律问题时，评估可能的风险和后果是必要的。了解不同行动的可能结果，帮助你做出明智的决策，避免进一步的问题。

（10）遵守法律规定：无论是在法庭程序还是日常生活中，遵守适用的法律规定是基本的原则。遵循法律可以保护你的合法权益，避免不必要的纠纷和法律风险。

（11）保护隐私和机密信息：在处理法律问题时，确保你的个人隐私和机密信息得到保护。避免在公共场合讨论敏感信息，尤其是涉及法律纠纷的情况。

（12）调解和解决纠纷：在一些情况下，调解和解决纠纷可能是更好的选择，而不是诉讼。通过协商和妥协，可以更快速地解决问题，减少法律费用和时间成本。

（13）遵从法律指导：如果当地有关于特定问题的法律指导或法规，务必遵循。这些法规通常提供了具体的行动建议，以帮助你应对法律问题。

（14）记录所有事项：在法律问题的处理过程中，始终保持详细的记录。记录涉及的日期、时间、地点、人员等信息，以及所采取的行动和相关的沟通。这有助于你追踪问题的发展并提供证据。

（15）避免不当行为：面对法律问题时，避免采取可能被视为不当行为的行动。不正当的行为可能会损害你的立场，并且在法律上可能会产生不利的后果。

（16）认真评估协议和文件：在签署协议或文件之前，务必仔细阅读并评估其条款。如果有不确定之处，可以寻求律师的意见，以确保你的权益得到适当保护。

（17）保持积极的态度：尽管面对法律问题可能很具挑战性，但保持积极的态度可以帮助你更好地应对。积极态度有助于保持清晰的思维，找到解决问题的途径。

（18）遵循专业伦理：如果你是专业人士（例如医生、律师、会计师等），在处理法律问题时务必遵循相关的专业伦理准则。保持专业操守有助于维护你的声誉和信誉。

（19）培养法律意识：无论是个人还是组织，培养法律意识非常重要。了解常见法律问题和风险，可以帮助你提前做好防范和应对的准备。

（20）持续学习和更新：法律是一个不断变化的领域，因此保持持续的学习和更新至关重要。了解最新的法律法规和判例，有助于你更好地应对新出现的法律问题。

总之，遇到法律问题时的应对原则涵盖了从冷静应对到合作律师、遵循法律程序等各个方面。正确的应对可以帮助你保护自身权益，最大程度地减少法律风险。无论是个人还是组织，了解和遵循这些原则都将有助于在法律问题上做出明智的决策。当情况复杂或不确定时，寻求专业法律意见是明智的选择。

# 第四节　遇到伦理困境时的应对

## 一、如何在伦理困境中做出决策

急救人员在伦理困境中做出决策是一项具有挑战性的任务，因为他们需要在紧急情况下平衡不同的伦理原则和权益。以下是急救人员可以采取的一些步骤，以在伦理困境中做出明智的决策。

（1）收集信息：在伦理困境中，了解相关信息是非常重要的。急救人员需要收集有关患者状况、医疗历史、家庭情况等方面的信息，以便更好地评估情况。

（2）确认伦理原则：确定涉及到的伦理原则，如自主权、最大化利益、公正分配等。了解不同原则的权重和影响，有助于做出更全面的决策。

（3）优先级排序：急救人员需要根据紧急程度和可能的后果来确定不同原则的优先级。挽救生命通常是首要任务，但在一些情况下，可能需要权衡其他因素。

（4）遵循专业指南：急救人员应该遵循专业的急救指南和准则。这些指南通常包含了在不同情况下应该采取的行动，有助于在伦理困境中做出决策。

（5）尊重患者意愿：如果患者能够表达自己的意愿，急救人员应该尊重他们的决定。在可能的情况下，征得患者或其法定代表的同意是重要的。

（6）寻求咨询：在严重的伦理困境中，急救人员可以寻求医疗伦理专家或同事的建议。不同的观点和意见可以帮助你更全面地考虑问题。

（7）集体决策：在团队急救情境下，与其他医护人员合作，共同制定决策。集体决策可以帮助减少个人主观判断的影响。

（8）考虑后果：急救人员需要考虑不同决策可能带来的后果，包括患者的生存、健康和心理影响等。选择可能产生的影响对决策至关重要。

（9）建立沟通：在伦理困境中，与患者家属和其他医护人员之间建立开放和敏感的沟通非常重要。沟通可以帮助解释决策的原因和过程。

（10）反思和学习：在决策后，急救人员应该进行反思和学习，分析决策的结果和后果。这有助于从经验中吸取教训，为未来类似情况做好准备。

（11）保持专业判断力：急救人员需要在伦理困境中保持专业判断力。了解自己的专业责任和能力，以及急救技能的范围，避免涉足超出自己能力的领域。

（12）遵循法律法规：急救人员需要确保在伦理决策中遵循适用的法律法规。合法合规的行为是保护急救人员和患者权益的基础。

（13）了解文化差异：急救人员需要了解不同文化对医疗决策的影响。一些文化可能对治疗方法、生死观等有不同的看法，因此在伦理决策时需要考虑患者的文化背景。

（14）考虑紧急情况：急救情况下，时间通常非常有限。在伦理困境中，急救人员需要迅速作出决策，但仍然需要尽可能权衡各种因素。

（15）保护自身与团队安全：急救人员不仅需要考虑患者的权益，还需要保护自己和团队的安全。在伦理困境中，确保采取的行动不会危及急救人员的生命和健康。

（16）考虑长期影响：急救决策可能会产生长期影响。在做出决策时，要考虑患者的长期康复和心理健康，以及决策可能对急救人员自身产生的影响。

（17）避免道德固执：在伦理困境中，可能不存在绝对正确的决策。急救人员需要避免过于固执于自己的观点，而是应该根据具体情况灵活调整。

（18）伦理教育与培训：急救人员应接受伦理教育和培训，以提高他们在伦理困境中的决策能力。了解伦理原则和案例，有助于更好地应对复杂情况。

（19）培养同情心与人道精神：急救人员需要培养同情心和人道精神，关注患者的痛苦和需要。在伦理困境中，以人为本的原则可以帮助做出更具同情心的决策。

（20）随时更新知识：医学和伦理领域都在不断发展，急救人员需要随时更新自己的知识。了解最新的伦理准则和医学进展，可以帮助做出更明智的决策。

急救人员在伦理困境中的决策需要在有限的时间内做出，但同时也需要全面权衡各种因素。尊重患者的权益、优先挽救生命、寻求专业咨询和团队合作等都是在决策过程中应该考虑的重要因素。不同情况可能需要不同的决策，但始终将患者的最佳利益置于首位是急救人员应遵循的指导原则之一。

## 二、尊重患者权益和隐私的指导原则

在急救护理中，尊重患者权益和隐私是非常重要的原则，有助于建立信任、提供优质的医疗护理，并维护医疗职业的声誉。急救人员应时刻牢记这些原则，确保他们的急救护理行为符合伦理和法律标准。在紧急情况下，急救人员需要迅速作出决策，但同时也要保持对患者的尊重和关怀。

以下是在急救护理过程中应遵循的指导原则。

（1）知情同意：尽可能在急救过程中征得患者或其法定代表的知情同意。当患者有能力表达自己的意愿时，尊重他们是否同意接受急救援助。

（2）尊重自主权：尊重患者的自主权是至关重要的。在可能的情况下，听取患者的意愿和选择，避免强加自己的决定。

（3）保护隐私：在急救现场，尽量保护患者的隐私。避免在无关人员的面前暴露患者的身体部位，使用遮挡物或移动患者到隐私区域。

（4）保密信息：不透露患者的个人身份信息和医疗信息，以保护他们的隐私。只在需要的情况下与医疗团队分享必要的信息。

（5）尊重文化和宗教信仰：考虑患者的文化和宗教信仰，在急救护理过程中尊重他们的价值观和习惯。

（6）共享信息：在必要时，与患者或其家属分享关于急救状况、采取的措施和可能的后果的信息。这有助于建立信任和理解。

（7）保持透明和诚实：向患者提供准确和真实的信息，避免隐瞒或误导。尊重患者的知情权，使他们能够做出明智的决策。

（8）客观评估：在急救过程中，进行客观的病情评估。不受患者的社会地位、性别、年龄等因素影响，确保公正对待。

（9）患者安全：急救护理时，首要考虑患者的安全。采取适当的措施，确保急救行动不会对患者造成额外伤害。

（10）获得专业帮助：如果遇到涉及隐私和权益的复杂情况，及时寻求医疗伦理专家或法律顾问的帮助。

（11）遵循法律法规：急救护理必须遵循适用的法律法规，包括医疗隐私和患者权益保护方面的法律。

（12）建立信任关系：尝试在紧急情况下与患者建立信任关系，通过温暖的语言和姿态，缓解他们的紧张和恐惧。

（13）尊重家属和陪护人：在急救现场，与患者的家属或陪护人进行沟通，尊重他们的关注和意见，同时保护患者的隐私。

（14）避免歧视：不因患者的种族、性别、宗教信仰、性取向等因素而歧视或偏见。尊重每个患者的人权和尊严。

（15）建立沟通技巧：急救人员需要具备良好的沟通技巧，以与患者和其家属进行有效的交流。耐心地倾听，回应问题，解释急救程序，能够减轻患者的不安和困惑。

（16）考虑个案复杂性：每个急救情况都是独特的，因此在决策时需要根据个案的复杂性进行评估。不同情况可能需要不同的权衡和决策。

（17）专业发展：急救人员应不断提升自己的专业知识和技能，包括伦理原则的了解和应用。持续学习有助于更好地应对各种伦理挑战。

（18）团队合作：急救护理通常需要与其他医疗人员合作。在伦理决策中，与医生、护士和其他专业人员共同讨论和协调，可以提供更全面的视角。

（19）反思和学习：在急救护理过程中，反思自己的决策和行为，从中吸取经验教训。这有助于提高急救人员在伦理决策方面的敏感度和准确性。

（20）约束和诚信：急救人员需要遵循专业道德准则，避免利用急救情况获得个人利益。保持诚信和高尚的职业操守是尊重患者权益的关键。

总之，急救护理中尊重患者权益和隐私的指导原则是在紧急情况下做出正确决策的基础。尊重自主权、保护隐私、提供透明信息、遵循法律法规等都是在急救护理中应考虑的重要因素。急救人员应当时刻以患者的最佳利益为出发点，确保他们在急救过程中得到尊重、关怀和合适的医疗护理。

# 第六章 急救培训与模拟演练

## 第一节 培训课程与急救认证机构

培训课程和急救认证机构在提供急救护理培训方面起着关键作用。这些课程和机构为急救人员提供了必要的知识、技能和认证，以应对各种紧急情况。

### 一、常见的急救培训项目和内容

急救培训项目提供了必要的知识和技能，以便在紧急情况下提供有效的援助。以下是一些常见的急救培训项目和它们的内容。

1. CPR（心肺复苏）培训

识别心脏骤停迹象。

检查意识和呼吸。

进行胸外按压和人工呼吸。

使用自动体外除颤器（AED）。

不同年龄组的 CPR 技巧（成人、儿童、婴儿）。

2. BLS（基础生命支持）培训

包括 CPR 和 AED 培训。

使用面罩通气和人工气道。

判断呼吸道梗阻和通气问题。

掌握基本的急救优先顺序。

处理窒息、窒息、中风等情况。

3. ACLS（高级心血管生命支持）培训

心脏监测和心律失常识别。

使用急救药物的知识。

高级气道管理技巧。

心脏骤停和心血管事件的处理。

使用除颤器和同步除颤技术。

4. PALS（儿科高级生命支持）培训

儿童和婴儿心肺复苏技巧。

儿童和婴儿心律失常的识别和处理。

儿科急症状况的管理。

使用儿科急救药物的知识。

儿童和婴儿的气道管理和通气技巧。

5. 急救和止血培训

管理出血和创伤的基本方法。

恶化的创伤处理。

使用绷带和止血包扎技巧。

掌握包扎和固定受伤部位的方法。

6. 创伤急救培训

识别不同类型的创伤，如骨折、撕裂伤等。

创伤性休克的处理。

骨折和关节脱位的初步处理。

创伤后的紧急处理和转运。

7. 烧伤和烫伤急救培训

区分烧伤程度。

判断烧伤面积和深度。

创面处理和清洁。

包扎和保护烧伤创面。

8. 中毒和药物过量急救培训

识别中毒和药物过量的症状。

不同类型中毒的处理。

使用解毒剂和急救药物的方法。

提供支持性护理和监测。

9. 窒息和呼吸急救培训

处理窒息的方法。

识别呼吸急症的症状。

使用面罩通气和人工气道。

处理哮喘、憋气等呼吸急症。

10. 特殊人群急救培训

儿童和婴儿急救技能。

孕妇和产妇急救技能。

高龄老人急救技能。

对有特殊健康状况者（如残疾人）的应急处理。

11. 基础急救课程

了解急救的基本原则和优先顺序。

识别紧急情况和急症症状。

处理心脏骤停、窒息、失去知觉等情况。

使用急救药品和设备。

创伤和创面处理。

12. 野外急救培训

在野外环境中处理紧急情况的技能。

处理野外创伤、骨折、中毒等情况。

制作紧急应急包。

寻找安全的避难处和获得食物与水源。

13. 电击和雷击急救培训

处理电击和雷击伤害的方法。

快速而安全地从电击场景中解救伤者。

了解雷击的危险性和急救处理。

14. 高山急救培训

在高山环境中处理急救情况的技能。

高山缺氧和高反应的应对策略。

寻找高山环境中的安全避难处和获得食物与水源。

15. 麻醉急救培训

处理麻醉相关的急症情况，如麻醉过敏、麻醉并发症等。

使用特定的急救药物和设备。

16. 航空急救培训

在飞机或其他航空交通工具上处理紧急情况的技能。

处理高空缺氧和其他航空特有的急症情况。

协助飞行员处理乘客的急救需求。

17. 大规模事故急救培训

在自然灾害、恐怖袭击等大规模事件中提供急救援助。

组织应急响应和救援行动。

处理多人伤亡和混乱场景下的急救情况。

这些急救培训项目覆盖了各种场景和情况，从常见的急症到特殊环境和情境下的急救处理。不同的培训项目旨在使参与者能够应对特定的紧急情况，提供及时、有效的援助，最大程度地减少伤害和保护生命。选择适合自己需要的急救培训，可以为个人和社区提供更强大的应急能力。

## 二、选择权威认证机构的依据和方法

选择权威认证机构是确保获得高质量培训和认证的关键步骤。在急救、医疗和其他领域，选择正确的认证机构可以确保你获得最新、最准确的知识和技能，从而在紧急情况下提供有效的援助。以下是选择权威认证机构的依据和方法。

1. 了解机构的声誉和信誉

搜寻机构的官方网站、社交媒体和在线评论，了解他们的声誉和信誉。

查阅其他人的经验分享，了解他们在该机构接受培训的体验如何。

2. 检查机构的认证和承认情况

确保认证机构是由相关领域的专业组织或权威机构承认的。例如，美国心脏协会、红十字会等在急救领域具有高度的权威性。

查看机构的认证证书、许可证和合作伙伴关系，确认其合法性和可信度。

3. 评估课程内容和教材

查阅课程大纲、教材和培训内容，确保其与最新的急救指南和标准相符合。

确认课程涵盖了你需要的急救技能和知识，以及特殊情况（如儿科急救、心脏病急救）的培训。

4. 考虑教师和讲师的资质

了解课程的讲师和培训师的资质，包括他们的教育背景、专业认证和实际经验。

确保讲师具有在相关领域的专业知识，并能够有效传授技能和知识。

5. 考虑培训方式和资源

考虑培训的方式，包括现场培训、在线课程和混合式培训，选择适合你的学习方式。

确保认证机构提供足够的教学资源、实际案例分析和模拟演练，以便你能够真实地应用所学知识。

6. 比较价格和价值

不同认证机构的培训费用可能不同，但最低价格并不总是最佳选择。

比较不同机构提供的培训内容、时长和资源，确保你获得的是物有所值的培训。

7. 查看机构的更新和维护机制

询问认证机构关于培训内容的更新和维护计划。急救领域的知识和技术不断发展，机构应该有相应的更新机制来保持最新。

8. 咨询专业人士的建议

与医疗专业人士、急救人员或相关领域的专家交流，获得他们对认证机构的建议和意见。

9. 检查认证机构的合规性和认可情况

确认认证机构是否遵循相关法规和标准，以及是否经过政府或权威机构的认可。

10. 参加免费或试听课程

一些认证机构提供免费的试听课程或简短的培训示范，这可以帮助你了解他们的培训质量和内容。

11. 考虑机构的历史和经验

了解认证机构的历史和经验，包括他们的成立时间、培训人数以及培训的质量和效果。

12. 考虑机构的合作伙伴和关联

认证机构是否与其他专业医疗机构、急救组织或教育机构合作？这些合作关系可能意味着他们的培训质量得到了认可和支持。

13. 了解认证机构的社会影响力

是否有任何社会或医疗组织、机构或政府机关认可该认证机构的培训和认证？这可能是一个信任的指标。

14. 考虑国际认可和合作

一些认证机构可能在国际范围内也有认可和合作关系，这可以增加其在全球范围内的权威性。

15. 考虑继续教育和专业发展

一些认证机构可能提供进一步的继续教育和专业发展课程，这可以帮助你在急救领域不断进步和成长。

16. 参加急救活动和社区服务

一些认证机构可能与急救活动、社区服务和志愿者工作有关联，这可以展示他们在急救领域的积极参与和影响。

17. 考虑认证的持续性

一些认证可能需要定期的复证或再认证。了解认证的持续性要求，确保你能够在合适的时间内继续更新技能。

在选择权威认证机构时，综合考虑上述因素可以帮助你做出明智的决策。选择一个有声誉、受权威机构承认、提供最新知识和培训内容的机构，有助于确保你获得的急救技能和知识是高水平、准确的。这将为你在紧急情况下提供有效的援助提供坚实的基础,同时为你的职业发展和社会责任做出积极贡献。最终,通过慎重选择认证机构,你将成为一个可靠的急救人员,为他人的生命和健康提供支持和保护。

# 第二节　自我学习与急救技能维持

自我学习和急救技能的维持对于急救人员以及普通人来说都是至关重要的。随着时间的推移,技能可能会退化,但通过持续的自我学习和训练,可以保持高水平的急救能力,确保在紧急情况下能够提供有效的援助。以下是关于自我学习和急救技能维持的一些方法和重要性。

1. 重要性

保护生命:急救技能的快速和准确应用可以拯救生命。持续的自我学习和维持技能,确保在需要时能够做出正确的决策和行动。

提高信心:通过不断地维持和提升技能,你将对自己的能力感到更有信心,能够在高压和紧急的情况下保持冷静。

帮助他人:在紧急情况下,你的急救技能可以帮助他人度过危险时刻,为他们提供关键的支持。

遵循最新标准:医疗知识和技术不断更新,通过自我学习,你可以了解最新的急救指南和方法,确保提供的援助是基于最新的标准。

应对特殊情况:自我学习和维持技能可以让你更好地应对特殊情况,如特定人群(儿童、老年人)、特殊环境(野外、高山)等的急救需求。

2. 自我学习方法

在线资源:互联网上有许多免费和付费的急救培训课程、视频教程和教材,可以帮助你学习和复习急救知识和技能。

急救应用:有许多手机应用提供急救指南、步骤和演示视频,可以随时随地进行学习和复习。

书籍和指南:购买或借阅有关急救的书籍、手册和指南,深入了解各种情况下的应对方法。

社交媒体和论坛:在急救领域的社交媒体群组和在线论坛中,你可以与其他急救人员交流经验,分享学习资源和技巧。

参加课程:参加定期的急救培训课程,不仅可以学习新知识,还可以与其他学员互动,分享经验。

3. 急救技能维持方法

定期训练：不仅要学习急救技能，还需要定期进行训练，以确保技能的熟练程度。

模拟演练：在现实场景中进行模拟演练，以便在真实情况下能够更好地应对。

角色扮演：与其他人扮演急救人员和受伤者的角色，模拟不同急救情景。

反思和复习：在培训后，对自己的表现进行反思，复习过程中的错误和改进的地方。

参与急救团队：如果有机会，加入当地的急救团队或志愿者组织，提供急救服务，锻炼技能。

4.维持急救技能的挑战和克服方法

时间管理：生活中繁忙的日程可能让你没有足够的时间进行学习和练习。解决方法是制定计划，将急救技能维持纳入日常安排中。

动力和兴趣：长期地维持急救技能可能会减少兴趣。保持动力的方法包括设定目标、参与小组讨论、参加急救培训和活动。

遗忘和退化：不经常使用的技能可能会逐渐退化。定期的自我学习和练习是防止遗忘的关键。

保持更新：急救指南和方法可能会更新，保持关注并学习最新的信息，以确保技能的准确性。

通过持续的自我学习和技能维持，你可以保持高水平的急救能力，为自己和他人提供有效的援助。急救技能不仅是应对紧急情况的工具，也是一项重要的社会责任。无论是急救人员还是普通人，不断地提升和维持急救技能都能够为社会安全和健康作出贡献。

# 一、利用在线资源、教材、应用进行自我学习

利用在线资源、教材和应用进行急救护理的自我学习是一种灵活、高效的方式，可以随时随地获取知识和技能。下面是一些方法和步骤，指导你如何充分利用这些资源进行急救护理的自我学习。

1.在线资源

急救培训网站：许多权威的急救培训机构和组织提供免费的在线培训材料、视频课程和指南，如美国心脏协会、红十字会等。

学术网站：学术机构、医疗大学和医疗学院的网站提供关于急救护理的学术文章、研究成果和指南，深入了解急救原理和最新发展。

教育平台：在线教育平台如 Coursera、edX 等可能提供急救相关的课程，通过这些课程你可以系统性地学习急救知识。

2.急救教材和书籍

购买急救教材：选择由权威机构或专业人士编写的急救教材，如《美国心脏协会急救和心脏护理手册》等。

借阅图书馆资源：你可以在当地图书馆借阅急救教材，这是一种经济、方便的学习方式。

3. 急救应用程序

下载急救应用：许多手机应用提供急救指南、步骤、视频演示和模拟演练，如Red Cross First Aid、Pocket First Aid & CPR 等。

在线学习平台应用：一些在线学习平台也有专门的应用，方便你随时随地进行课程学习。

4. 学习步骤

设定学习目标：确定你想学习的主题和技能，设定明确的学习目标。

规划学习时间：在日程中安排专门的时间进行急救学习，保持持续的学习节奏。

选择合适资源：根据你的学习目标，选择合适的在线资源、教材或应用。

系统性学习：遵循资源提供的内容顺序，系统地学习知识，确保你不会遗漏重要信息。

积极参与：如果资源提供交互式学习方式，如测验、模拟演练等，积极参与以巩固所学知识。

笔记和总结：在学习过程中记下关键信息、重要概念和技巧，帮助你更好地理解和记忆。

定期复习：定期回顾已学知识，避免遗忘，并确保深刻理解。

5. 寻求互动和辅导

参与讨论社区：在线急救学习社区或论坛中与其他学习者交流，分享经验和问题。

在线辅导：一些在线平台可能提供辅导服务，可以向专业导师咨询问题和疑虑。

6. 资源更新和维护

关注更新：急救知识和技术可能随时更新，确保关注资源的更新和最新信息。

持续学习：急救领域发展迅速，保持持续学习的心态，不断提升自己的知识和技能。

通过充分利用在线资源、教材和应用进行急救护理的自我学习，你可以随时随地获得相关知识，提升急救能力，为紧急情况下的有效援助做好准备。同时，将学到的知识应用于实际情况中，通过模拟演练和练习，更好地掌握急救技能。

7. 制定学习计划

制定一个学习计划，将急救学习纳入你的日常生活中。设定每天、每周或每月的学习目标和时间，确保持续学习。

8. 多媒体学习

利用多媒体资源，如视频、图像和动画，更直观地理解急救技巧和步骤。视频演示可以帮助你准确地掌握手法和流程。

9. 使用模拟演练

有些在线应用或资源可能提供模拟急救情景，让你可以在虚拟环境中实践急救技能，加深对知识的理解和应用。

10. 学习小组

如果可能，加入急救学习小组，与其他学习者一起讨论、分享和练习。小组学习可以提供互相促进和学习的机会。

11. 实际案例学习

寻找实际急救案例的描述，了解在不同情况下如何运用急救技能。这有助于将理论知识与实际应用联系起来。

12. 反馈和评估

利用急救应用或在线课程提供的测验和练习，获得及时的反馈。评估你的知识水平，找出需要进一步强化的领域。

13. 注重实践

急救技能需要实际操作才能真正掌握。通过与家人、朋友或模型进行模拟练习，加深对急救技能的理解和信心。

14. 参与在线讨论和社区

加入急救相关的社交媒体群组、论坛或在线讨论，与其他学习者交流经验、分享资源和解决问题。

15. 持续自我评估和进步

定期自我评估你的急救知识和技能。如果你发现有不足的地方，寻找更多资源填补知识漏洞。

16. 保持耐心和积极性

自我学习需要时间和耐心。保持积极的学习态度，坚持不懈地努力，逐步提升你的急救技能。

通过充分利用在线资源、教材和应用进行急救护理的自我学习，你可以以灵活的方式获得急救知识和技能。这种自主学习方法使你能够在适合自己的时间和节奏下学习，同时还可以根据需要随时回顾和复习。然而，尽管自学是重要的，定期参加专业的急救培训和认证也是必要的，以确保你的技能得到权威认可并保持更新。

## 二、定期参与模拟演练和培训更新

定期参与模拟演练和培训更新是保持急救技能和知识的关键步骤。在急救领域，持续的练习和学习是确保你能在紧急情况下提供有效援助的重要因素。下面将详细探讨定期参与模拟演练和培训更新的重要性、方法以及好处。

1.重要性

定期参与模拟演练和培训更新具有重要的意义，对于急救人员和普通人来说都是至关重要的。以下是其重要性的一些方面。

（1）保持技能熟练度：急救技能需要不断的实践来保持熟练度。定期参与模拟演练可以使你保持对急救步骤、手法和流程的熟悉度。

（2）跟随最新指南：急救领域的指南和方法不断更新，为了确保提供的援助是基于最新的标准，定期参与培训更新是必要的。

（3）应对不同情况：定期练习可以使你更好地应对各种急救情况，包括不同年龄组的患者、不同类型的创伤等。

（4）提高自信心：经过反复的模拟演练和培训更新，你的自信心会得到提高，能够在紧急情况下更冷静、更果断地行动。

（5）提供更好的援助：定期参与培训更新和模拟演练可以确保你在紧急情况下提供高质量的援助，最大程度地减少伤害和保护生命。

2.方法

（1）参与定期培训课程：找到可靠的急救培训机构，参加他们提供的定期培训课程。这些课程通常根据最新的指南和技术进行更新，为你提供准确和权威的知识。

（2）参与模拟演练活动：在急救培训中心、社区组织或医疗机构中，寻找定期举办的模拟演练活动。这些活动让你能够在真实情境下模拟急救，加深对技能的理解和应用。

（3）制定学习计划：设定参与模拟演练和培训更新的时间表。规划好你的学习和练习时间，确保能够持续参与。

（4）参与培训小组：加入急救培训小组，与其他学员一起练习和学习。小组讨论和交流可以提供互相学习的机会。

（5）制定目标：在每次培训更新和模拟演练前，设定明确的学习目标。这有助于你更有针对性地进行学习和练习。

3.好处

（1）强化记忆和技能：定期参与模拟演练和培训更新可以强化你对急救步骤和技能的记忆。实际操作和实践是最有效的学习方式。

（2）增加应对紧急情况的信心：经过反复的练习和培训，你将更加自信地应对紧急情况，做出迅速和准确的决策。

（3）随时准备：定期的培训更新和模拟演练使你随时准备应对急救情况，无论何时何地都能够提供帮助。

（4）加强团队合作：在模拟演练中，你可能与其他急救人员一起工作。这可以帮助你加强团队合作和沟通技能。

（5）了解自己的弱点：模拟演练和培训更新可以帮助你发现自己在急救技能中的弱点，从而有针对性地加以改进。

（6）建立应急反应能力：经过多次模拟演练，你将培养出对于急救情况的应急反应能力。你将能够更快速地做出判断和决策，采取适当的行动。

（7）实践多样化情景：模拟演练可以涵盖各种不同的急救情景，让你可以应对不同类型的紧急状况，包括心脏骤停、窒息、创伤等。

（8）跟随行业标准：急救技术和方法可能随时更新，参与定期培训和模拟演练可以确保你始终跟随当前行业标准。

（9）保护生命和减少伤害：定期参与模拟演练和培训更新使你能够在紧急情况下迅速采取正确的急救措施，最大程度地保护生命和减少伤害。

（10）持续发展：急救领域的知识和技术不断演变，参与培训更新和模拟演练使你能够不断学习新知识，保持在该领域的发展和进步。

（11）培养应急反应习惯：经过多次模拟演练，急救技能将成为你的一种习惯性反应，而不是临时学习的技巧。

（12）提升职业发展：对于专业急救人员而言，定期参与模拟演练和培训更新是职业发展的必要条件，能够提高职业素质和竞争力。

在结束这次探讨定期参与模拟演练和培训更新的重要性、方法和好处时，我们强调了这一步骤在急救领域中的不可或缺性。通过持续的练习、学习和培训更新，你将保持高水平的急救技能，始终为他人的健康和安全提供可靠的支持。无论你是一名专业的医疗人员还是普通公众，这些努力都将使你成为在紧急情况下的珍贵资源，能够敏锐地识别问题、迅速做出决策并有效地行动。定期参与模拟演练和培训更新，是为了不仅保护别人的生命，也是在紧急时刻保护自己和所爱之人的生命的重要一环。

# 第三节　实际急救环境的模拟

## 一、概述

实际急救环境的模拟是急救培训和准备的重要组成部分。通过模拟，急救人员可以在相对真实的情境中练习技能、应对挑战，并提升他们在紧急情况下的应对能力。下面将详细探讨实际急救环境的模拟，以及它对急救人员的培训和准备的影响。

1.模拟的目的和重要性

实际急救环境的模拟旨在为急救人员提供一个类似于真实情况的场景，使他们能够在安全的环境中练习和应对急救情况。这种模拟有助于提高急救人员的技能水平、增强他们的信心，并促使他们更好地理解和应用急救准则。

2.模拟的设置和内容

急救场景还原：模拟应该尽可能地还原真实急救场景，包括事故发生的地点、环境条件、受伤者状况等。例如，可以在模拟中重现车祸、突发疾病、溺水等情况。

模拟设备和道具：使用模拟设备和道具可以增加模拟的真实感。急救人员可以使用 CPR 人体模型、呼吸道管理设备、急救箱等，以模拟不同急救情境。

参与人员：急救人员可以与模拟中的"伤者"、家属、其他医疗人员等进行互动，模拟真实场景中的人际关系和沟通。

急救步骤演练：在模拟中，急救人员需要按照标准的急救步骤进行操作，如 CPR、止血、急救药物应用等。他们可以实际操作，提高技能熟练度。

3.模拟的好处

实践机会：模拟提供了实践急救技能的机会，使急救人员能够在模拟环境中锻炼，增加他们在真实情况下的信心。

挑战和逼真性：模拟可以创造出各种挑战和紧急情况，让急救人员面对不同的情况，从而更好地应对突发状况。

错误纠正：急救人员在模拟中可能会犯错误，但这些错误可以被发现和纠正，从而避免在真实情况中犯同样的错误。

团队合作：急救是一个团队合作的过程，模拟中可以训练团队协作，提高医护人员之间的配合水平。

应急思维：模拟可以培养急救人员的应急思维能力，使他们能够迅速做出决策和行动。

4. 模拟的挑战和注意事项

情感压力：在模拟中，急救人员可能会面对模拟伤者的疼痛和恐惧，需要适应情感上的压力。

环境限制：模拟环境虽然尽量还原真实情况，但仍然可能存在环境限制，如缺乏真实的时间压力、噪声等。

注意伦理：在模拟中，急救人员需要注意尊重"伤者"的隐私和尊严，避免造成不必要的困扰。

实际急救环境的模拟是一种强大的培训工具，对急救人员的准备和能力提升有重要影响。通过模拟，急救人员可以在相对真实的情境中进行练习，提高技能水平、应对挑战，并培养应急思维和团队合作能力。模拟不仅有助于应对急救情况，还有助于保护患者的生命和健康，确保急救过程的安全和高效。因此，在急救培训和准备中，实际急救环境的模拟应被充分重视，以提高急救人员的综合素质和应对能力。

## 二、如何设置模拟急救场景

设置模拟急救场景是急救培训和准备的重要组成部分。一个真实且具有挑战性的模拟场景可以帮助急救人员在安全的环境中练习技能、应对紧急情况，并增强他们的应急能力。以下是关于如何设置模拟急救场景的一些建议和步骤，以确保培训的有效性和实用性。

1. 确定培训目标

首先，确定模拟急救场景的培训目标非常重要。你可以明确想要培训急救人员的特定技能、应对策略、团队合作等方面的目标。这有助于确保场景设置和模拟过程与培训目标一致。

2. 选择场景类型

根据你的培训目标，选择适合的急救场景类型。例如，你可以选择心脏骤停、突发疾病、创伤、溺水等不同类型的急救场景。选择具有挑战性且与你的培训目标相关的场景。

3. 选定场景环境

为模拟急救场景选择一个合适的环境，以便尽可能地还原真实情况。你可以使用培训教室、模拟医疗设施、户外空间等来设置场景。确保环境安全，没有任何可能对急救人员造成危险的因素。

4. 准备模拟设备和道具

根据场景类型和培训目标，准备所需的模拟设备和道具。这可以包括 CPR 人体模型、呼吸道管理设备、急救箱、模拟器等。确保设备正常运作，以增加模拟的真实感。

5. 制定模拟情境

设计一个能够激发急救人员积极参与的情境。为模拟场景构建一个故事背景，包括受伤者的状况、环境因素、其他参与人员等。情境应该与急救场景类型和培训目标相符。

6. 招募"伤者"和其他参与者

找到愿意担任"伤者"角色的人员，以及其他需要参与模拟的医疗人员、家属、目击者等。确保他们了解自己在模拟中的角色和任务，并愿意积极参与。

7. 设定挑战和不确定性

模拟急救场景时，引入一些挑战和不确定性，以模仿现实中的情况。可以通过模拟意外情况、突发状况、模拟器的实时反应等方式增加挑战性。

8. 提供实时反馈

在模拟过程中，为急救人员提供实时反馈是很重要的。这可以通过培训师的指导、模拟器的显示、观察员的观察等方式实现。反馈可以帮助急救人员改进技能和应对策略。

9. 鼓励团队合作

模拟急救场景是一个团队合作的过程，鼓励急救人员之间的协作和沟通。确保急救团队有效地分工合作，互相支持，共同应对挑战。

10. 分析和讨论

在模拟结束后，进行分析和讨论。与急救人员一起回顾模拟的情境、决策和行动，分享经验和教训，以及讨论应对策略的有效性。

11. 不断改进

模拟急救场景的目的是不断改进急救人员的技能和应对能力。根据分析和反馈，进行调整和改进，以使模拟训练更加真实和有效。

12. 安全第一

在设置模拟场景时，始终把安全放在首位。确保所有参与人员的安全，避免任何可能的伤害或危险。

在设置模拟急救场景时，根据培训目标和场景类型，以及充分的准备和安排，可以为急救人员提供一个实用、真实的培训体验。模拟可以让他们在安全的环境中练习技能、应对挑战，并提高他们在紧急情况下的反应能力。

## 三、模拟场景中的角色分配和互动

在模拟急救场景中，角色分配和互动是确保模拟有效性和真实性的重要部分。通过明确每个参与者的角色和任务，以及促进他们之间的互动，可以更好地模拟真实情况，提高急救人员的应对能力和团队合作能力。以下是关于模拟场景中角色分配和互动的详细讨论。

1. 角色分配

在模拟场景中，不同角色的分配应该根据场景类型和培训目标进行。以下是一些可能涉及的角色。

伤者：伤者是模拟场景中的主要焦点。伤者的状况和伤害程度应与场景类型相符，从轻微伤到严重伤亡不等。伤者需要在模拟中扮演真实的状况，包括痛苦、恐惧和需要急救的状态。

急救人员：急救人员扮演应对伤者的角色。他们需要根据伤者的状况采取适当的急救措施，包括 CPR、止血、心肺复苏等。急救人员的表现将直接影响伤者的救治效果。

目击者：模拟目击者可以提供额外的信息和情境，增加模拟的真实性。目击者可以提供关于事故经过、伤者状况等方面的信息，从而帮助急救人员做出更明智的决策。

家属/陪护人：家属或陪护人的角色可以在模拟中增加情感压力和沟通挑战。他们可能会表现出担忧、恐慌等情绪，急救人员需要与他们有效地沟通和协作。

医疗团队：如果模拟场景需要多个医疗人员协同工作，可以设置医生、护士、急救员等不同角色，以模拟团队合作和协调。

2. 互动与沟通

在模拟场景中，参与者之间的互动和沟通非常重要。以下是如何促进有效互动和沟通的一些方法。

情景交流：鼓励参与者根据情景进行交流，模拟真实的沟通情况。急救人员需要与伤者、目击者、家属等进行有效的交流，以了解情况和提供信息。

团队协作：如果涉及多个急救人员或医疗团队成员，鼓励他们进行团队协作。医疗团队应协调行动、分享信息，并共同应对急救挑战。

情感应对：急救人员需要在模拟中应对情感压力，与伤者、家属等建立情感联系，并提供安抚和支持。

有效沟通：急救人员需要具备良好的沟通技巧，能够用简单明了的语言与其他参与者交流，解释急救步骤和应对策略。

角色扮演：参与者需要全身心地扮演自己的角色，从而在情感、行为和语言上更真实地模拟现实情况。

3. 考虑伦理和情感

在模拟场景中，需要注意参与者的情感和伦理。伤者、家属等可能会感受到情感压力，急救人员需要以敏感和尊重的方式与他们互动。

4. 实时反馈和讨论

模拟结束后，进行实时反馈和讨论是提高模拟效果的关键。急救人员可以分享他们的经验、决策和行动，而教练或培训师可以提供反馈、指导和建议。讨论时可以涵盖以下方面。

决策和操作：急救人员可以分享在模拟场景中所做的决策和操作。他们可以解释为什么做出某些决策，以及采取了哪些急救措施。

沟通和互动：讨论中可以谈论参与者之间的互动和沟通方式。急救人员可以分享他们与伤者、目击者、家属等的交流经验，包括如何有效地传递信息和提供安抚。

团队合作：如果模拟涉及团队合作，急救人员可以探讨医疗团队的协作方式。讨论中可以分享团队中的角色分工、信息共享和协调行动的方式。

应急思维：急救人员可以讨论他们在模拟场景中如何应对意外情况、突发挑战和不确定性。这有助于培养应急思维和应变能力。

5.模拟中的注意事项

安全优先：在模拟中，确保所有参与者的安全。场景设置和设备操作都应符合安全标准，避免任何可能的伤害。

尊重伦理：尊重伤者、家属和其他参与者的隐私和尊严。在情感表达、沟通和互动中，遵循尊重和敏感的原则。

专业态度：急救人员需要保持专业态度，与伤者和其他参与者互动时表现出同情、关怀和专业素养。

模拟设备和道具：确保使用的模拟设备和道具都能正常运作，以增加模拟的真实感。提前测试设备，以确保其功能正常。

模拟训练的频率：急救人员可以定期进行模拟训练，以保持技能熟练度和应急反应能力。不同类型的模拟场景可以交替进行，以涵盖各种急救情况。

通过合理的角色分配和积极的互动，模拟急救场景可以帮助急救人员更好地应对紧急情况，提高他们的技能水平和团队合作能力。实际的角色扮演和情景互动可以模拟现实情况，让急救人员更好地适应紧急情况下的挑战和要求。在模拟中，注重真实性、安全性和专业性，能够为急救人员提供高效的培训和准备。

# 第四节　实践急救技能的应对策略

## 一、概述

实践急救技能是急救人员培训中的重要环节。在紧急情况下，正确应用急救技能可以挽救生命，但同时也可能面临挑战和压力。以下是实践急救技能的应对策略，以帮助急救人员在紧急情况下保持冷静、高效和专业。

1. 保持冷静

在紧急情况下，保持冷静是最关键的。尽管环境可能混乱和紧张，但急救人员需要保持冷静的心态，以便更好地进行病情评估和急救操作。

深呼吸：如果感到紧张或焦虑，可以进行深呼吸来放松自己。深呼吸有助于减轻紧张情绪，使思维更清晰。

集中注意力：将注意力集中在急救任务上，忽略干扰和杂念。避免在紧急情况下分心或受干扰。

2. 快速但有序的反应

急救场景通常需要迅速的反应，但反应也需要有条不紊。在做出决策和行动之前，花一点时间进行快速但有效的情况评估。

ABC 原则：针对生命威胁情况，急救人员可以使用 "ABC" 原则，即首先确保患者的气道、呼吸和循环。这可以帮助确定紧急处理的优先级。

优先级：根据伤者的状况和情况的严重程度，判断应急救的优先级。例如，需要首先处理的可能是失去意识的患者、严重出血的伤者等。

3. 迅速求助和协调

在紧急情况下，寻求帮助和协调是至关重要的。急救人员可以采取以下措施。

呼叫急救电话：如果情况需要，及时拨打当地的急救电话，寻求专业医疗援助。

协调团队：如果有多名急救人员或医疗专业人员在场，需要进行有效的协调。确保每个人知道自己的角色和任务。

4. 使用急救设备和道具

在急救过程中，急救设备和道具可以帮助急救人员更有效地进行操作。然而，正确的使用也很重要。

熟悉设备：急救人员在培训中要熟悉常用的急救设备，以便在需要时能够迅速使用。

正确操作：使用急救设备和道具时，按照正确的步骤和指南操作。错误的使用可能会导致不良结果。

5. 沟通与安慰

与伤者、家属和其他急救人员之间的有效沟通是至关重要的。急救人员需要在应急过程中提供信息、解释步骤，并为伤者和家属提供安慰。

清晰语言：使用简单、清晰的语言与伤者和家属沟通，避免使用医学术语。

传递信息：尽可能提供准确的信息，包括当前状况、急救步骤和可能的后续措施。

安抚：对于焦虑和害怕的伤者和家属，提供情感支持和安抚，让他们知道一切都在控制之中。

6. 自我保护和安全

在急救过程中，急救人员的安全同样重要。必要时，采取措施保护自己。

个人防护装备：在处理可能传染病的情况下，佩戴适当的个人防护装备，如手套、口罩、护目镜等，以保护自己免受风险。

环境评估：在进入紧急情况现场之前，进行简要的环境评估，确保自己的安全。如果环境存在危险，需要采取适当的措施，如寻找避难处。

7. 面对困难和挫折

在急救过程中，可能会遇到困难和挫折。急救人员需要适应这些情况，并寻找解决方案。

灵活性：在实践中，情况可能会有变化。急救人员需要灵活地调整计划和操作，以适应实际状况。

团队合作：如果有多名急救人员在场，可以共同讨论问题，并找到解决方案。团队合作有助于克服困难。

8. 实时反馈和学习

急救过程结束后，及时进行反馈和学习是持续提高急救能力的关键。

反思经验：急救人员可以回顾自己的操作和决策，思考哪些做得好和哪些可以改进。

培训和讨论：急救人员可以参加培训课程、模拟演练和讨论会，与其他专业人员分享经验，学习最佳实践。

更新知识：急救领域的知识和技能可能会不断更新和改变。急救人员需要不断学习新的知识和技术。

9. 保持专业素养

无论面对何种情况，急救人员都应保持专业素养和职业道德。

尊重和同情：急救人员需要以尊重和同情的态度对待每位伤者。尊重伦理、隐私和尊严是非常重要的。

维护道德：急救人员需要遵循医疗道德准则，不断提升自己的职业素质和能力。

10. 自我照顾

急救人员在工作中经常面对紧张的情况，因此需要重视自我照顾。

心理健康：参与急救工作可能会带来心理压力，急救人员应定期关注自己的心理健康。

工作平衡：保持工作与生活的平衡，避免过度劳累，有助于保持良好的身心状态。

实践急救技能是急救人员职责的重要组成部分。通过保持冷静、迅速反应、有效沟通、自我保护等策略，急救人员可以在紧急情况下高效地应对挑战，保护伤者的生命和健康。不断学习、反思经验和保持专业素养是持续提高急救能力的关键。同时，注意自我照顾，保持良好的心理和身体状态，有助于急救人员长期保持优异的工作状态。

## 二、模拟演练的目的与重要性

模拟演练是一种模拟现实情况的训练方法，广泛应用于各个领域，包括急救医疗。它的目的是通过复制真实情况，让参与者在安全环境中体验并实践所学知识和技能。在急救医疗领域，模拟演练起着至关重要的作用，它有着多重目标和重要性。

1. 目的

（1）培养实践技能：模拟演练的主要目的之一是培养急救人员的实践技能。急救技能往往需要在紧张的情况下迅速准确地执行，而模拟演练为急救人员提供了实践的机会，使他们能够在真实情况中应用所学的技能，从而增加他们的熟练度和自信心。

（2）提高决策能力：急救过程中，急救人员需要在短时间内做出正确的决策。模拟演练可以训练他们在紧急情况下思维敏捷、决策果断，从而提高他们的决策能力。

（3）加强团队合作：急救通常需要多名急救人员协同合作，模拟演练可以帮助他们锻炼团队合作能力。急救人员需要相互协调、分工合作，确保急救过程的顺利进行。

（4）锻炼应急反应：模拟演练可以模拟真实的急救情境，让急救人员在应急反应方面得到锻炼。他们将学会在压力下保持冷静、迅速行动，从而更好地应对紧急情况。

（5）增强情感应对：急救工作可能会涉及到受伤患者、家属的情感，模拟演练可以帮助急救人员学会与他们建立联系、提供安慰，并应对情感挑战。

（6）发现和改进问题：模拟演练过程中，可能会暴露出急救流程、团队协作等方面的问题。这些问题可以及时发现，并通过讨论和改进来提高急救效率和质量。

2. 重要性

（1）提高技能熟练度：模拟演练使急救人员能够反复练习急救技能，从而提高技能熟练度。技能熟练的急救人员在实际急救中能更快更准确地执行必要的步骤。

（2）培养信心：模拟演练可以让急救人员在相对低压力的环境中进行实践，帮助他们建立自信。当他们在真实情况下遇到类似的情况时，会更有信心应对。

（3）实战模拟：急救情况往往具有很高的不确定性和多变性，而模拟演练可以提供最接近实际情况的训练。这有助于急救人员更好地适应真实情况。

（4）识别潜在问题：模拟演练可以帮助急救人员识别在急救过程中可能出现的问题，例如设备操作失误、沟通不畅等，从而及时进行纠正。

（5）增强团队协作：在模拟演练中，急救团队成员可以更好地理解彼此的角色和职责，锻炼协调合作的能力，从而在实际急救中更有效地合作。

（6）模拟多样情况：急救情况多种多样，模拟演练可以涵盖不同类型的急救场景，让急救人员对不同情况有更全面的应对策略。

（7）培养应急思维：模拟演练培养急救人员的应急思维，使他们能够快速分析情况、做出决策并执行急救步骤。

（8）提升整体素质：模拟演练不仅锻炼技术技能，还培养急救人员的沟通能力、情感应对能力以及专业素养，从而提升整体素质。

模拟演练在急救医疗领域的目的和重要性不容忽视。它不仅是急救人员培养技能、提高决策能力和团队合作的有效方式，还能够让他们在实际急救中更加从容应对，保障患者的生命安全。通过模拟演练，急救人员可以获得更丰富的实践经验，培养应急反应和问题解决能力，为应对复杂多变的急救情况做好准备。

值得强调的是，模拟演练应当与实际急救工作相结合，从而形成一个持续的培训循环。通过不断地模拟演练、反思经验、学习改进，急救人员可以不断提升自身素质和能力，为实际急救工作提供更可靠的支持。

在进行模拟演练时，还应注意以下几点。

（1）制定明确目标：在进行模拟演练前，应明确演练的目标和重点。这有助于确保演练的效果，使急救人员在特定方面得到锻炼。

（2）真实性和复杂性：模拟演练的情境应当尽可能地真实和复杂，以更好地模拟实际急救情况。这有助于培养急救人员在复杂环境中应对挑战的能力。

（3）逐步推进：可以逐步推进模拟演练的难度。从简单的情境开始，逐渐过渡到更复杂和紧急的情况，帮助急救人员逐步提升技能。

（4）多角度分析：模拟演练结束后，应进行多角度的分析和讨论。包括技术操作、团队协作、决策过程等方面的评估，以便发现问题并进行改进。

（5）鼓励反思：急救人员参与模拟演练后，应鼓励他们进行反思。他们可以思考自己在演练中的表现，哪些方面做得好，哪些方面可以改进。

（6）实时反馈：在模拟演练过程中，提供实时的反馈非常重要。培训师或指导员可以及时指出问题，并给予急救人员建议和指导。

（7）记录和总结：模拟演练的记录和总结有助于跟踪培训进展和效果。可以记录急救人员的表现、问题、改进措施等，为未来的培训提供参考。

（8）多样化场景：模拟演练的场景可以多样化，涵盖不同类型的急救情况，以使急救人员能够适应各种挑战。

（9）持续更新：急救医疗领域的知识和技术不断更新，模拟演练内容也应随之更新。确保培训内容与最新的急救标准和指南保持一致。

综上所述，模拟演练在急救医疗中具有重要的目的和重要性。它不仅有助于培养实践技能、提高决策能力和团队合作，还能够提升急救人员的应急反应和问题解决能力。通过与实际急救工作相结合，模拟演练能够为急救人员提供更全面、更高效的培训，保障患者在急救过程中得到及时、准确的救治。

### （二）应对模拟中出现的意外情况

在模拟演练中，虽然我们致力于模拟真实情况以提高急救人员的应对能力，但意外情况仍可能发生。这些意外情况可能包括设备故障、伤者健康状况突变、不可预见的环境因素等。急救人员需要具备处理意外情况的能力，以确保演练的安全性和有效性。以下是应对模拟中意外情况的策略。

（1）保持冷静和专业：不论发生何种意外，急救人员首要的任务是保持冷静和专业。他们应当立即停止当前的操作，确保伤者和团队成员的安全，避免情绪化的反应。

（2）快速评估情况：在意外发生后，急救人员需要快速评估情况。他们应当迅速了解意外的性质和影响，以便做出相应的决策。

（3）寻求帮助：如果意外情况超出急救人员的能力范围，他们应当迅速寻求专业医疗帮助。这可能涉及呼叫急救电话或其他医疗专业人员。

（4）保护伤者和团队：急救人员在应对意外情况时需要确保伤者和团队成员的安全。如果需要，可以将伤者移动到安全区域，避免进一步的危险。

（5）适当的急救措施：根据意外情况的性质，急救人员可能需要采取适当的急救措施。例如，如果设备故障导致无法进行心肺复苏，可以尝试手动心肺复苏。

（6）协调团队行动：如果模拟演练涉及多名急救人员，他们需要紧密协调行动，确保团队有序运作。可能需要重新分配角色和任务。

（7）记录和报告：意外情况发生后，急救人员应当尽快记录相关信息，包括情况的细节、采取的措施等。这有助于进行后续的分析和改进。

（8）随机应变：在模拟演练中，意外情况往往是难以预测的。急救人员需要具备随机应变的能力，根据情况做出灵活的调整和决策。

（9）后续分析和改进：意外情况的发生提供了宝贵的学习机会。急救人员应当进行后续分析，探讨意外的原因、应对措施的有效性等，并制定改进计划。

（10）保护伤者隐私：在意外情况发生时，急救人员仍然需要尊重伤者的隐私和尊严。不应在未经允许的情况下披露伤者的个人信息。

（11）急救人员安全：急救人员的安全同样重要。在应对意外情况时，他们需要确保自己的安全，不要冒险置身于危险中。

（12）培训和演练：意外情况的发生也强调了培训和演练的重要性。急救人员需要经常进行模拟演练，以提高应对意外情况的能力。

（13）管理压力和情绪：意外情况可能引发急救人员的情绪和压力。他们需要学会管理情绪，以便能够集中精力应对情况。

（14）及时沟通：在意外情况发生后，急救人员需要及时与团队成员和培训师沟通，分享信息、讨论措施。

总之，应对模拟中出现的意外情况需要急救人员具备迅速反应、冷静应对的能力。通过合理的步骤和策略，他们可以有效地应对意外情况，确保模拟演练的安全和有效性。同时，急救人员也应从意外情况中吸取经验教训，不断提升自身的应对能力，为实际急救工作做好充分准备。

# 第五节　持续培训和演练的重要性

## 一、概述

急救持续培训和演练在急救领域中具有重要的作用，它们能够确保急救人员保持高水平的技能和知识，以及在紧急情况下能够做出及时、正确的反应。

1. 保持专业技能

医疗领域不断进步，急救技术和方法也在不断更新。持续培训和演练使急救人员能够跟上最新的医疗发展，保持专业技能的更新和提升。

2. 提高应急响应能力

在紧急情况下，急救人员需要迅速做出决策和行动。通过反复培训和演练，他们可以培养出更快速、更准确的应急响应能力。

3. 锻炼心理素质

急救现场可能面临复杂的环境和高压情况。持续培训和演练有助于急救人员锻炼自己的心理素质，使他们能够在紧张环境中保持冷静和专业。

4. 减少错误和事故

持续培训和演练可以帮助急救人员熟练掌握正确的急救方法，减少因为操作错误而引发的医疗事故。

5. 保障患者安全

急救是涉及生命的关键领域，任何错误都可能对患者造成严重后果。通过培训和演练，急救人员可以提高自己的技能水平，确保患者得到安全有效的急救援助。

6. 提升团队协作

急救通常需要多个人员协同合作。持续培训和演练可以加强团队的协作能力，使团队成员更加默契地合作，提高急救效率。

7. 增加自信心

持续培训和演练可以增加急救人员的自信心。他们知道自己拥有足够的知识和技能来应对各种急救情况，从而在工作中更有信心。

8. 符合法律和职业要求

很多地区要求急救人员接受持续的培训和教育，以保持他们的执业资格。持续培训和演练有助于急救人员满足法律和职业要求。

9. 不断改进实践

持续培训和演练也为急救人员提供了反思和改进的机会。从演练中发现问题，进行总结和反思，有助于不断提高急救实践水平。

急救持续培训和演练对于急救人员的职业发展和患者安全至关重要。通过不断学习和训练，急救人员能够在紧急情况下保持冷静、专业的反应，提供高质量的急救援助。同时，持续培训和演练也能够不断提升急救人员的技能水平和自信心，确保他们能够胜任各种急救任务。

## 二、急救技能退化的原因和预防

急救技能是一项关键的生命技能，但由于缺乏实践、时间的推移以及自信心下降等原因，急救技能有可能会退化。了解退化原因并采取相应预防措施，可以确保人们在紧急情况下仍能够提供有效的急救援助。

### （一）急救技能退化的原因

1. 缺乏实践

急救技能需要实际操作和训练才能够掌握，长时间没有实践可能会导致技能退化。

2. 时间的推移

时间的推移可能会导致知识的遗忘，尤其是对于不常用的急救技能。

3. 自信心下降

缺乏自信心可能使人在紧急情况下不敢或不愿意采取行动，从而影响急救技能的发挥。

4. 变化的指南和方法

急救指南和方法可能会随着时间的推移而更新和变化，如果没有及时跟进最新的指南，可能导致技能退化。

5. 压力和紧张

在紧急情况下，人们可能面临压力和紧张，这可能影响他们正确地运用急救技能。

6. 忘记基础知识

基础的急救知识，如 CPR（心肺复苏）步骤等，如果长时间不使用，可能会被遗忘。

7. 缺乏意识

在日常生活中，人们可能会忽视急救技能的重要性，从而导致技能的退化。

## （二）急救技能退化的预防措施

1. 定期培训和演练

参加定期的急救培训和演练可以保持技能的活跃性和准确性。

2. 持续学习

了解最新的急救指南和方法，不断学习和更新急救知识，以确保技能不被落后。

3. 自我实践

在日常生活中模拟急救情况，进行自我实践，以巩固和强化急救技能。

4. 提高自信心

参加急救培训和演练可以提高自信心，使人在紧急情况下更有勇气和能力行动。

5. 提醒和复习

定期复习急救知识和技能，可以帮助防止遗忘和技能退化。

6. 使用急救应用程序

急救应用程序可以在需要时提供指导，帮助人们迅速回想起正确的急救步骤。

7. 创造实践机会

参与模拟演练、急救竞赛等活动，创造实践机会，提高技能水平。

8. 提高意识

提高公众对急救技能的意识，强调其重要性，有助于人们保持对急救技能的兴趣和热情。

9. 急救志愿活动

参与急救志愿活动可以为人们提供实践技能的机会，同时为社区提供有益的服务。

急救技能的退化可能对生命安全造成威胁，因此，保持急救技能的活跃性和准确性非常重要。通过定期参加培训、演练，不断学习和更新知识，提高自信心，以及创造实践机会，人们可以有效预防急救技能的退化，确保在紧急情况下能够提供有效的急救援助。

# 第六节 参与急救研究和创新

## 一、急救护理领域的研究重点和方向

急救护理是一门涉及生命安全的关键领域，其研究对于提高急救护理质量、提升应急响应能力以及挽救生命至关重要。

### （一）急救护理领域的研究重点

1. 优化急救技术与方法

研究如何优化急救技术和方法，使其更加高效、准确。例如，探索新的心肺复苏（CPR）方法、应用人工智能辅助诊断、提高急救设备的智能化水平等，以提升急救效果。

2. 紧急情况下的心理支持

研究如何在急救过程中提供有效的心理支持，帮助患者和家属应对紧急情况下的压力和情绪。这可以包括培训急救人员的心理援助技能，以及开发支持患者心理健康的资源。

3. 急救与电子健康记录整合

研究将急救信息与电子健康记录相整合，以便医务人员在接收患者时能够更快速地了解其急救历史和状况，为患者提供更加个性化和高效的护理。

4. 制定应急响应策略

研究如何在不同紧急情况下制定科学合理的应急响应策略。这包括针对突发公共卫生事件、自然灾害、交通事故等的不同应对方案，以最大限度地减少伤害和损失。

5. 急救人员培训与能力提升

研究如何设计更加有效的急救人员培训课程，包括理论知识、实际操作技能以及心理素质培养。培养具备高水平技能和应急反应能力的急救人员，提升整体急救水平。

6. 新技术应用于急救

研究如何将新兴技术应用于急救领域，例如无人机、远程医疗、虚拟现实等，以便在复杂或难以到达的场景下提供急救援助。

7. 急救数据分析与预测

利用大数据和数据分析技术，研究急救事件的统计和分析，预测可能发生的急救需求，有针对性地配置急救资源。

8. 儿童急救与特殊人群护理

研究如何在急救中更好地满足儿童和特殊人群的需求，例如针对儿童的急救方法、老年人的特殊需求等。

9. 急救质量评估与改进

开展研究以评估急救护理的质量，发现潜在问题，并提出改进建议，确保急救护理达到最佳水平。

10. 社区急救与自助技能普及

研究如何在社区推广急救知识和自助技能，培养更多的普通人具备基本的急救能力，提高整个社会的应急响应能力。

11. 急救法律与伦理

探讨急救护理领域的法律责任和伦理原则，以指导急救人员在实践中做出正确的决策。

12. 急救与多学科合作

研究急救护理与其他医疗领域、应急管理、心理学等学科的交叉合作，以提供更全面的急救护理服务。

### （二）未来发展方向

未来，随着医疗技术、信息技术和社会需求的不断变化，急救护理领域的研究将更加多样化和前沿化。从提升急救技能、改善急救设备，到应用人工智能、大数据分析，再到普及社区急救知识，都是急救护理领域值得深入研究的方向。与此同时，跨学科合作和国际合作也将推动急救护理领域的发展，提升人们在紧急情况下的安全与保障。

## 二、如何积极参与急救护理的创新项目

积极参与急救护理的创新项目可以为急救领域的发展和提升做出重要贡献。创新不仅可以改进现有的急救方法和技术，还可以推动急救护理的未来发展。积极参与急救护理创新项目的详细步骤和方法包括以下方面。

（1）深入了解急救护理领域：首先，要全面了解急救护理领域的现状、挑战和机遇。了解最新的急救技术、方法、设备以及正在研究的热点问题，为创新项目的选择和定位提供基础。

（2）加入专业组织与网络：参与急救护理的专业组织、协会和社交网络，与同行、专家进行交流，了解业界动态和前沿信息。这可以为创新项目提供更多的灵感和合作机会。

（3）提出创新想法：根据对急救护理领域的了解，提出创新想法。可以是改进现有的急救方法，也可以是应用新技术解决急救领域的问题。创新想法不一定要大而复

杂，也可以从小的细节入手。

（4）针对问题制定解决方案：将创新想法转化为实际的解决方案。针对急救护理领域的具体问题，思考如何应用创新技术或方法来解决，同时考虑其可行性和实用性。

（5）找到合作伙伴：创新项目往往需要多学科的合作，寻找可能的合作伙伴，包括医疗专家、工程师、设计师等，共同推动项目的实施。

（6）制定详细计划：制定详细的创新项目计划，明确项目的目标、范围、时间表、资源需求等。制定清晰的计划有助于项目的有序推进。

（7）寻找资金支持：一些创新项目可能需要资金支持，可以寻找政府、非营利组织、投资者等渠道，申请项目资金，确保项目的顺利进行。

（8）进行实验和验证：根据计划，开始实施项目。进行实验、测试和验证，确保创新解决方案的可行性和效果。在实验过程中也要随时调整和优化方案。

（9）参与竞赛和展示：参与急救护理创新的竞赛、展览等活动，与其他创新者交流、展示项目成果，获得更多的反馈和机会。

（10）持续改进和推广：根据实验和反馈，不断改进创新项目，使其更加完善。同时，积极推广项目，让更多人了解并受益于创新成果。

（11）吸纳反馈和意见：在项目进行过程中，及时吸纳相关人员的反馈和意见。这可以帮助发现问题、改进方案，提升项目的质量和影响力。

（12）推动政策变革：有些创新项目可能需要推动政策变革，以便更好地应用于实际急救护理领域。可以与政府部门、专业机构合作，争取政策支持。

（13）持续学习和更新：急救护理领域不断发展，要保持持续学习和更新，关注新的技术、研究和趋势，不断提升自己的专业素养。

（14）建立合作网络：建立与医疗机构、技术公司、学术机构等的合作网络，以获得更多资源、支持和合作机会。

积极参与急救护理的创新项目需要一定的知识、技能和资源，但也能为急救领域的发展带来巨大的影响。通过深入了解领域、提出创新想法、与合作伙伴合作、制定详细计划等步骤，可以推动急救护理的创新，提高急救水平，为人们的生命安全提供更好的保障。

# 第七章 急救护理的社会影响与家庭急救计划

## 第一节 媒体宣传与公众教育

### 一、利用媒体提升急救意识

利用媒体提升急救意识是一种有效的方法，可以广泛地传达急救知识和技能，增强公众对急救的认知和应对能力。媒体作为信息传播的重要渠道，具有广泛的影响力和覆盖面，可以在社会中更好地培养急救意识。

1. 制定综合媒体计划

制定一个综合的媒体计划，包括电视、广播、互联网、社交媒体、报纸等多种媒体渠道，以确保急救意识得到多方面的传播和宣传。

2. 制作急救宣传片

制作生动有趣的急救宣传片，通过真实案例、模拟演练等方式，展示急救的重要性和正确方法。还可以在电视、互联网等渠道播放。

3. 举办急救活动直播

通过社交媒体平台，可以举办急救活动的直播，包括模拟演练、急救培训课程等，让观众能够实时参与并了解急救过程。

4. 利用微博、微信等社交媒体

在微博、微信等社交媒体平台上发布急救知识、案例分析、操作指导等内容，吸引更多人关注并传播。

5. 创意宣传海报和漫画

制作创意宣传海报和漫画，以简洁明了的方式呈现急救知识，提高人们的警觉性和记忆度。

6. 邀请专家撰写专栏

邀请医生、急救专家等行业权威，撰写专栏文章，深入解析急救知识、技能和案例，为公众提供权威的指导。

7. 制作急救短视频

制作短时长的急救知识视频，将核心信息以生动活泼的方式呈现，适合在社交媒体平台分享传播。

8. 举办线上急救知识竞赛

通过互联网平台举办线上急救知识竞赛，吸引人们参与学习和测试，增强急救知识的学习兴趣。

9. 利用网络直播平台

利用网络直播平台，开展急救知识讲座、互动答疑等活动，与观众进行实时互动，解答疑惑。

10. 媒体合作与合作伙伴

与新闻媒体、健康媒体、健康应用程序等合作，将急救知识嵌入相关内容中，扩大传播范围。

11. 跟踪报道急救事件

在媒体上跟踪报道急救成功案例，让公众了解急救的重要性和实际效果，激发更多人的参与热情。

12. 社会活动和主题宣传

利用重要的社会活动、纪念日等时机，推出相关的急救主题宣传，引起公众的关注和关心。

13. 提供实用信息和技能指导

除了理论知识，还要提供实用信息和技能指导，如急救包清单、紧急情况下的自救方法等。

14. 建立在线资源中心

建立一个在线急救资源中心，汇集急救知识、培训视频、应急电话等信息，方便公众随时查阅。

15. 运用营销手法

运用营销手法，制作吸引人眼球的广告、宣传语，让急救知识成为引人注目的焦点。

利用媒体提升急救意识可以通过多样的传播渠道，将急救知识和技能传递给更多的人。无论是传统媒体还是新媒体，都有着广泛的传播影响力。通过制作宣传片、直播活动、社交媒体传播、专家文章等手段，可以使急救知识更加深入人心，提高社会大众的应急响应能力，为紧急情况下的生命安全保驾护航。

# 二、开展公众急救教育活动

开展公众急救教育活动是一项至关重要的任务，可以提高广大民众的急救意识和应对能力，为紧急情况下的生命安全提供有力保障。通过多种形式的教育活动，传递急救知识，培养急救技能，让更多人具备在紧急情况下采取正确的急救措施的能力。

1. 教育活动策划和准备

（1）确定目标群体：首先，明确活动的目标受众，例如学生、家长、社区居民、职场人员等，以便针对不同群体制定相应的教育内容和方式。

（2）制定活动计划：设计教育活动的时间、地点、形式等，确保方便参与者参与。活动可以包括讲座、培训课程、模拟演练、展览等。

（3）寻找合作伙伴：合作伙伴可以包括医疗机构、急救培训机构、学校、社区组织等，他们可以提供专业知识和资源支持。

（4）制定教育内容：根据目标群体的需求，确定教育内容。内容可以包括基本的急救知识、心肺复苏技能、止血、骨折固定等。

2. 急救知识讲座和培训

（1）专家讲座：邀请医生、急救专家等权威人士进行急救知识讲座，讲解基本的急救原则、流程和技能，解答听众的疑问。

（2）模拟演练：通过模拟紧急情况，让参与者亲身体验急救过程，提高他们的应急反应能力和技能水平。

（3）培训课程：开设急救培训课程，为参与者提供更系统的急救技能学习，包括心肺复苏、创伤处理、基本救护技能等。

3. 急救技能演练和实践

（1）模拟演习：在真实场景中进行急救模拟演习，让参与者在紧急情况下能够迅速、准确地采取行动。

（2）实际操作：提供急救器材和道具，让参与者亲自操作，练习急救技能，例如正确使用 AED、急救包等。

（3）角色扮演：创造急救场景，让参与者在模拟情况下扮演急救者、伤者等角色，锻炼应急反应和合作能力。

4. 创意宣传和互动体验

（1）宣传活动：制作创意宣传海报、宣传片等，将急救知识以生动形式传递给公众，引起广泛关注。

（2）急救体验活动：设计急救体验活动，让参与者亲身体验急救过程，增强他们的急救信心和能力。

（3）急救比赛：举办急救技能比赛，激发参与者的学习热情，同时提高他们在紧急情况下的反应速度和正确性。

5. 社区互动和长效机制建设

（1）社区合作：与社区合作，开展定期的急救宣传活动、培训课程等，将急救知识融入社区生活。

（2）建立资源库：建立急救信息和教材的资源库，供参与者随时学习和查询，形成长效的学习机制。

（3）组建急救志愿队伍：鼓励有兴趣的人加入急救志愿队伍，定期参与培训和社区活动，成为急救推广的中坚力量。

6.活动评估和反馈

（1）参与者反馈：收集参与者的反馈意见，了解他们的学习体验和需求，不断优化教育活动内容和形式。

（2）活动效果评估：对活动的效果进行评估，包括急救知识的掌握程度、技能水平的提升等，用数据来验证活动的价值。

7.宣传与持续推广

（1）媒体宣传：利用新闻媒体、社交媒体等平台，宣传活动的举办和成果，引起更多人的关注和参与。

（2）合作伙伴推广：与合作伙伴共同推广活动，扩大影响力和覆盖面，让更多人受益于急救教育活动。

（3）持续推广：将急救教育活动纳入长期计划，定期举办、持续推广，确保更多人能够接触并受益于急救知识和技能的传递。

8.急救教育活动的挑战与应对

（1）知识水平不均：参与者的急救知识水平不一，需要制定多层次的教育内容，以满足不同群体的需求。

（2）急救技能练习：急救技能需要实际操作，但部分活动场地和设备可能有限，需要设计合适的急救技能练习方案。

（3）参与积极性：一些人可能对急救教育活动缺乏兴趣，需要通过创意宣传和互动体验活动提高他们参与的积极性。

（4）长效机制建设：单次的急救教育活动难以达到长期效果，需要建立持续的学习机制和志愿队伍，保持持续推广。

（5）资源投入：急救教育活动需要一定的资金、人力和物力支持，需要寻找合适的合作伙伴和资源，确保活动顺利进行。

9.急救教育活动的意义与影响

（1）提高急救意识：急救教育活动能够引起公众对急救的重视，使更多人了解紧急情况下的应对方法。

（2）挽救生命：急救教育活动使参与者具备基本的急救知识和技能，能够在紧急情况下采取正确的措施，挽救生命。

（3）社会共治：更多人掌握急救知识和技能，意味着在紧急情况下可以提供帮助，共同维护社会安全与稳定。

（4）减轻医疗压力：急救教育活动能够让参与者在紧急情况下进行初步处理，减轻医疗系统的压力，保障重症患者的及时就诊。

（5）社区互助：急救教育活动可以促进社区居民之间的互助合作，形成更加紧密的社区关系。

开展公众急救教育活动对于提高全社会的急救意识和能力具有重要意义。通过专家讲座、模拟演练、实际操作、互动体验等方式，将急救知识和技能传递给更多人，使他们能够在紧急情况下做出正确的反应，挽救生命。同时，急救教育活动还能够促进社会互助、减轻医疗压力，为社会的和谐与稳定做出贡献。在面对挑战时，合理的策划和准备，积极的宣传推广，建立长效的学习机制，都是确保急救教育活动成功的关键。通过持续不断的努力，我们可以让更多人掌握急救技能，为我们的社会带来更多的安全与希望。

# 第二节　政策支持与急救体系建设

## 一、概述

政策支持与急救体系建设在保障公众健康与生命安全方面具有重要作用。政策的明确和体系的建设可以促进急救领域的专业化、标准化和协调发展，确保急救资源的合理配置和应急响应的高效运行。

1. 政策支持的重要性

（1）法律依据：政策的制定和支持为急救工作提供了法律依据，明确了急救领域的职责和权利，为急救行为提供合法保护。

（2）推动发展：政策支持可以推动急救领域的发展，促进急救设施、器材、人才等资源的建设和投入，提高急救服务水平。

（3）标准化：政策的引导和规范可以推动急救工作的标准化，确保急救流程、技术和方法的统一，提高急救效率和质量。

（4）资源配置：政策支持有助于合理配置急救资源，确保急救力量在不同地区、不同领域的均衡分布，提高应急响应能力。

（5）培训推广：政策支持可以鼓励开展急救知识培训和宣传活动，提高公众的急救意识和技能。

2.政策支持的主要内容

（1）法律法规：制定相关的法律法规，明确急救行为的法律责任和权益保护，规范急救行为的程序和方式。

（2）技术标准：制定急救技术标准，确保急救操作的准确性和规范性，提高急救效果。

（3）资源投入：政府可以提供资金支持，用于急救设施、器材的采购和更新，人才培养等方面。

（4）人才培训：制定急救人才培训的政策，鼓励医务人员、急救志愿者等参与培训，提高急救队伍的专业水平。

（5）宣传推广：通过政策支持开展急救知识宣传活动，提高公众的急救意识和应对能力。

3.急救体系建设的要点

（1）急救网络：建立覆盖城乡、紧急医疗服务全过程的急救网络体系，确保急救资源的充分利用和高效调度。

（2）急救中心：设立急救中心，集中管理急救资源和人才，对复杂、危重的病患提供快速诊断和处理。

（3）急救培训：建立急救培训体系，开展多层次、多领域的急救培训，提高医护人员和公众的急救水平。

（4）急救力量：建立急救专业队伍和志愿者队伍，覆盖医院、学校、社区等不同领域，形成多元化的急救力量。

（5）信息化建设：运用信息技术，建设急救信息化平台，实现急救资源的实时监控、调度和管理。

4.政策支持与急救体系建设的挑战与应对

（1）资源不足：急救体系建设需要大量资金、人才和设备投入，政府可以通过各种渠道筹措资金，鼓励社会捐助，提高资源利用效率。

（2）协调问题：急救体系涉及多个部门、多个环节的协调合作，需要建立跨部门的协调机制，确保各方资源的有序整合。

（3）法律法规不健全：部分地区对急救领域的法律法规尚不完善，需要进一步制定和完善相关法规，明确政策支持。

（4）公众意识不足：部分公众对急救的重要性和方法不够了解，需要通过政策支持开展宣传教育活动，提高公众意识。

（5）技术更新：急救技术不断发展，需要及时更新技术标准和培训内容，确保急救人才的专业水平。

5.政策支持与急救体系建设的意义与影响

（1）提高急救效率：政策支持和急救体系建设可以提高急救资源的合理配置，提高急救效率，缩短救援时间，挽救更多生命。

（2）保障公众安全：政策支持和急救体系建设可以提高公众应对突发事件的能力，保障公众安全，减少生命和财产损失。

（3）推动专业发展：政策支持和急救体系建设有助于急救领域的专业化发展，促进急救队伍的专业素质提升，提高医疗服务质量。

（4）提升社会信任：有效的急救体系和政策支持可以提升公众对医疗系统和应急服务的信任度，增强社会和谐稳定。

（5）应对突发事件：完善的急救体系可以为社会突发事件的应对提供坚实基础，提高社会应对能力，减轻突发事件的影响。

（6）传播正能量：急救体系的建设和政策支持有助于传播人道关怀、公益意识和社会责任感，营造积极向上的社会氛围。

6.政策支持与急救体系建设的实践案例

（1）中国急救中心：中国设立了国家急救中心，协调全国急救资源，提升急救服务水平，实现快速响应和救援。

（2）医疗急救基金：一些地区设立医疗急救基金，用于支持急救设施建设、急救培训等，提高急救服务的可及性和质量。

（3）学校急救教育政策：一些地区制定了学校急救教育政策，要求学校开展急救知识普及和应急演练，培养学生的急救意识。

（4）急救志愿者培训：政府通过急救志愿者培训计划，培养社区、学校等领域的急救志愿者，增强应急能力。

7.总结

政策支持与急救体系建设是推动急救领域发展的重要手段，有助于提高急救效率、保障公众安全、推动专业发展、应对突发事件等。政策支持可以为急救工作提供法律依据和资金支持，而急救体系的建设可以促进资源合理配置、技术标准化、人才培养等方面的发展。在实践中，政府需要积极制定相关法律法规和政策，通过多部门协同合作，建设完善的急救体系，为公众健康和生命安全提供可靠保障，实现社会的和谐与稳定。同时，政府、医疗机构、志愿者组织等多方合作也是推动急救体系建设的关键，共同努力将急救服务提升到更高水平，为社会的健康和安全作出贡献。

## 二、政府政策对急救护理的影响

政府政策在急救护理领域扮演着至关重要的角色，它不仅为急救护理提供了法律依据和资金支持，还促进了急救体系的建设和急救服务的提升。政府政策的制定和实施对于推动急救护理领域的发展、提高应急能力、保障公众生命安全具有深远的影响。

1. 政策法规的制定与指导

政府通过制定相关的政策法规，明确急救护理的法律责任、权限、流程等，为急救人员提供明确的行动指南。这些法规不仅规范了急救护理的实践，还明确了急救人员的权益和义务，保障了急救护理工作的顺利开展。政策法规的制定还有助于提高公众对急救知识和技能的认知，引导社会积极参与急救护理，从而建立更加有序的急救体系。

2. 急救体系建设的推动

政府政策对急救体系建设起到了推动作用。政府可以通过资金支持、设施建设等方式，促进急救设施的完善和急救设备的更新，提升急救体系的覆盖范围和服务质量。政府还可以建立急救中心，集中调度急救资源，提高急救效率。此外，政府的政策还可以引导和鼓励医疗机构、学校、社区等各个领域开展急救培训和宣传活动，提高急救护理的普及率。

3. 人才培训与队伍建设的支持

政府政策在人才培训和急救队伍建设方面起到了重要作用。政府可以设立专门的培训基地，为急救人员提供系统的培训课程，提升他们的急救技能和专业素养。政府还可以通过奖励政策、培训补贴等方式吸引更多医护人员参与急救护理，增强急救队伍的实力和数量。

4. 技术标准与质量监管的规范

政府制定的技术标准和质量监管政策对于提升急救护理服务质量和水平具有重要意义。政府可以明确急救护理的技术要求和操作规范，保障急救过程的安全和有效。同时，政府还可以建立急救护理的质量评估体系，监督和检查急救服务的质量，保障公众的权益。

5. 公众意识与参与的提升

政府通过宣传教育和政策支持，提高了公众对急救护理的认知和参与度。政府可以利用各种媒体渠道，宣传急救知识，推动公众提高急救意识和技能。政府还可以鼓励社区、学校等单位开展急救培训和应急演练，提高公众在紧急情况下的应对能力。

6. 应对突发事件的能力提升

政府政策在应对突发事件方面发挥了重要作用。政府可以通过建立应急响应机制、制定急救预案等方式，提高社会对突发事件的应对能力。政府还可以在突发事件发生时，及时调动急救资源，协调救援行动，最大程度地减少伤亡和损失。

7. 政策的影响与挑战

（1）积极影响：政府政策的积极影响在于推动急救护理的标准化、专业化，提高急救服务的质量和效率，保障公众的生命安全。

（2）挑战与平衡：政府政策在推动急救护理发展的同时，也需要平衡各方利益，避免政策过于僵化或限制了急救护理的灵活性和创新性。

（3）资源分配：政府需要合理分配资源，确保急救体系的建设和运行得到足够的资金、设施和人才支持。

（4）法规落实：政府政策的有效性需要依赖于相关法规的落实，需要建立健全的监管机制，确保政策得以有效执行。

（5）公众参与：政府需要引导和鼓励公众参与急救护理，但也需要确保公众参与的安全和合理性，避免因过于激进的政策导致公众在没有足够专业知识和技能的情况下进行危险的急救行为。

8. 政策支持对急救护理的积极影响

（1）提升急救水平：政府政策的支持可以推动急救护理领域的专业发展和标准化，提升急救队伍的专业素质和技能水平。

（2）提高应急能力：政府的急救政策有助于建立更加完善的急救体系，提高社会的应急能力，更好地应对各类突发事件。

（3）促进公众参与：政府通过宣传和政策支持，能够促进公众参与急救护理，提高公众的急救知识和技能，为紧急情况下提供帮助。

（4）保障权益：政府的政策可以保障急救人员的权益，明确其在急救护理中的法律地位和责任，增加他们的职业尊严感。

（5）提高社会信任：有效的政府政策和急救体系建设可以提高社会对急救护理的信任度，鼓励更多人参与和支持急救工作。

9. 政策支持与急救护理的挑战与应对

（1）资金投入不足：急救护理的发展需要资金的支持，政府需要合理规划预算，确保急救设施、培训等方面得到足够的投入。

（2）监管不到位：政府需要建立健全的监管体系，确保急救护理机构和人员的合规运作，防止违规行为和不当竞争。

（3）专业队伍短缺：急救护理领域需要专业化的人才队伍，政府可以通过政策支持、奖励措施等方式，吸引更多人才参与。

（4）社会认知度不足：急救护理在一些地区和群体中的认知度仍然不足，政府可以通过宣传教育、推广活动等方式提高社会的认知度。

（5）技术更新压力：急救护理领域的技术不断更新，政府需要及时调整政策，鼓励急救人员进行持续的专业培训和学习。

10.政策支持与急救护理的未来展望

随着社会发展和医疗技术的进步，政府对急救护理的政策支持将持续发挥重要作用。未来，可以期待以下发展趋势。

（1）多层次培训体系：政府将建立更加完善的急救培训体系，覆盖从医护人员到普通公众的不同层次，提高全民急救能力。

（2）数字化应用：随着信息技术的发展，政府可以推动急救护理的数字化应用，提供在线培训、急救 APP 等工具，方便公众获取急救信息。

（3）社区急救网络：政府可以推动建立社区急救网络，培养社区居民的急救意识和技能，实现就近急救的目标。

（4）国际合作：政府可以加强国际合作，借鉴其他国家的成功经验，共同推动急救护理领域的发展，提升全球应急能力。

政府政策对急救护理领域有着深远的影响。政策的制定和支持为急救护理提供了法律保障和资金支持，促进了急救体系的建设和专业队伍的培养。政府的政策还能够提高公众的急救意识，推动社会参与和支持急救工作。然而，政策的实施也面临着一些挑战，需要政府、专业机构、社会各界的共同努力，为急救护理的发展创造更加有利的环境，保障公众的生命安全和健康。

# 三、构建完善的急救护理体系

构建完善的急救护理体系是保障公众健康和生命安全的重要举措。急救护理体系涉及急救设施、急救人才、急救设备、急救培训等多个方面，其目标是提供及时、有效的急救服务，最大程度地减少突发事件造成的伤害和损失。

1.急救设施和设备的建设

（1）建立急救中心：在城市或地区设立急救中心，集中调度急救资源，为复杂和危急病患提供高水平急救服务。

（2）急救站点布局：在交通要道、人口密集区域设置急救站点，确保急救资源覆盖面广，响应时间快。

（3）配备急救设备：提供先进的急救设备，包括自动体外除颤器（AED）、呼吸机、监护仪等，提高急救的技术水平和效果。

（4）急救车辆：配备专业的急救车辆，具备紧急转运能力，确保病患在短时间内得到适时治疗。

2. 急救人才的培养和队伍建设

（1）急救人员培训：设立急救培训中心，开展包括基础急救、高级生命支持等课程，提升急救人员的专业素质。

（2）多层次队伍：培养专业急救人员，包括医生、护士、急救志愿者等，形成多层次、多领域的急救队伍。

（3）急救专家：鼓励培养急救领域的专家，推动急救护理的研究和创新，提升整个急救体系的技术水平。

3. 急救培训与宣传

（1）公众急救培训：鼓励开展公众急救培训，提高普通人的急救意识和技能，让更多人具备基本的急救知识。

（2）学校急救教育：将急救知识纳入学校教育体系，让学生从小学习急救技能，培养社会的急救文化。

（3）媒体宣传：利用电视、广播、社交媒体等渠道，开展急救知识宣传活动，提高公众对急救护理的认知度。

4. 急救网络与信息化建设

（1）急救热线：建立全国统一的急救热线，提供 24 小时咨询和指导，协助公众进行急救操作。

（2）在线急救平台：开发急救 APP 和网站，提供在线急救课程、视频教程等，方便公众随时学习和查询急救知识。

（3）信息共享：构建急救信息化平台，实现急救资源的实时监控、调度和管理，提高急救响应效率。

5. 应急预案与协同机制建设

（1）制定应急预案：政府部门、医疗机构等应制定科学合理的应急预案，明确各方在急救事件中的职责和协作流程。

（2）协同合作机制：建立跨部门、跨领域的急救协同机制，实现资源共享、信息互通，提高急救护理的整体效能。

6. 政策支持与资源保障

（1）资金投入：政府需要保障急救护理体系的资金投入，用于设施建设、急救设备购置、人才培养等方面。

（2）政策支持：制定相关法律法规，明确急救护理的职责、权益和法律责任，为急救护理提供政策保障。

（3）资源整合：政府可以引导医疗机构、社会组织等合理整合急救资源，确保急救护理体系的高效运转。

7.国际合作与交流

（1）借鉴经验：政府可以积极参与国际合作，借鉴其他国家在急救护理领域的成功经验，学习其先进的技术和管理模式，为本国的急救护理体系建设提供有益借鉴。

（2）国际标准对接：政府可以推动国际急救护理标准与本国实际情况相结合，制定更为科学合理的本地标准，提高急救服务的水平。

（3）应对国际突发事件：政府可以与国际组织合作，共同应对跨国突发事件，共享资源、信息和经验，提升应急能力。

8.构建完善的急救护理体系的意义与挑战

（1）意义：构建完善的急救护理体系能够提高公众对急救服务的满意度，减少突发事件导致的伤害和损失，提升社会安全感和幸福感。

（2）挑战：在构建完善的急救护理体系过程中，面临着资源投入不足、技术更新快、社会认知度不足等挑战，需要政府、医疗机构、社会组织等各方共同努力。

9.总结

构建完善的急救护理体系是保障公众生命安全和健康的重要举措。急救设施、急救人才、急救设备、急救培训等多个方面的建设都是构建完善体系的关键。政府在其中发挥着引领和推动作用，通过政策制定、资源投入、国际合作等手段，不断提升急救护理的水平和效能。然而，构建完善的急救护理体系也面临一系列挑战，需要各方合作，共同克服困难，为公众提供更好的急救服务，为社会的安全与稳定作出贡献。只有在政府的积极引导下，全社会的共同参与下，才能实现构建完善的急救护理体系的目标，使每个人都能在紧急情况下得到及时有效的帮助，最大限度地减少悲剧的发生。

# 第三节　个人应急包的准备与使用

## 一、概述

个人应急包是一种储备必备物品和工具的特殊包裹，旨在应对突发紧急情况，保障个人生命安全和基本需求。无论是自然灾害、事故还是其他紧急情况，个人应急包的准备与使用都能在关键时刻发挥重要作用。

个人应急包是在紧急情况下提供急救和应对灾害所需物品的关键工具。下面是针对急救和灾害的个人应急包物品清单，以确保您在紧急情况下能够有效地应对。

1.急救物品

（1）急救手册或指南：提供基本急救方法和步骤的手册，帮助你处理常见的急救情况。

（2）创可贴和敷料：用于处理小伤口和擦伤，防止感染。

（3）消毒液或酒精棉球：用于清洁伤口，预防感染。

（4）止血剂：如止血粉、止血带等，用于处理出血情况。

（5）医用手套：保护你自己免受感染，同时进行急救操作。

（6）呼吸面罩：用于进行人工呼吸，帮助窒息或心搏骤停患者。

（7）急救剪和医用胶带：用于剪断衣物、绷带等，进行紧急处理。

（8）冷热敷包：用于处理扭伤、肿胀等情况。

2.基本生活用品

（1）食物和水：准备长期保存的非易腐食物和足够的饮用水，以应对紧急情况。

（2）折叠式水杯：方便饮水，减少浪费。

（3）多功能刀具：包括刀、剪、锥等工具，用于处理食物和其他物品。

（4）开瓶器和罐头刀：用于打开食物和饮料的容器。

（5）塑料餐具和纸巾：方便进食，保持个人卫生。

（6）火种工具：如火柴、打火机，用于取暖、烹饪食物等。

3.个人保暖与安全

（1）保暖毯或睡袋：保持体温，防止受凉。

（2）防风防水外套：保护自己免受恶劣天气的影响。

（3）手套和帽子：防止手部和头部受冷。

（4）面罩和护目镜：用于防护颗粒物、尘埃等。

4.通信和导航工具

（1）手机和备用充电器：保持通讯联系，有备用电源。

（2）手持无线电或收音机：获取紧急信息和指导。

（3）指南针或地图：用于导航，找到安全出口。

5.个人文件和重要物品

（1）身份证、护照和驾照：重要身份证明文件的复印件或照片。

（2）医疗卡和处方：存放医疗相关文件，方便就医。

（3）重要联系人信息：家人、亲友和紧急联系人的联系信息。

（4）现金：准备少量现金以备紧急情况。

6.其他

（1）眼镜和隐形眼镜备用品：如有需要，保障视力需求。

（2）个人药品：如果有长期药物治疗，确保备有足够的药物。

（3）个人卫生用品：包括洗手液、湿巾、卫生巾等。

以上清单只是参考，可以根据个人的需求和特殊情况进行调整。在选择物品时，要考虑应对急救和灾害的实际需求，确保个人应急包能够在关键时刻提供必要的帮助和保障。同时，定期检查和更新个人应急包内的物品，以保持其有效性和完整性。

## 二、应急包在紧急情况中的应用

应急包是在紧急情况下提供必要物品和工具的重要工具，能够帮助个人在突发事件中应对困境、保护自己和他人。

1. 突发自然灾害

（1）地震：在地震发生后，个人应急包能够提供急救用品，如创可贴、消毒液等，处理受伤情况。食物和水能够在被困期间维持生存。

（2）台风、暴雨：在台风、暴雨等情况下，个人应急包中的雨具、防水衣物可以保护自己免受恶劣天气的侵害。食物和水可以在交通中断时提供所需。

（3）洪水：个人应急包中的保暖用品、干燥食物等能够在洪水中保持体温和提供能量。手电筒、备用电池帮助夜间应对情况。

（4）山火：在山火蔓延时，个人应急包的防护用品、急救工具和食物能够在逃生过程中提供所需。

2. 突发事故和紧急状况

（1）交通事故：在交通事故中，个人应急包中的急救用品、医用手套和急救手册帮助您提供紧急救援。

（2）火灾：在火灾发生时，个人应急包的防护用品、火种工具和急救工具能够帮助你逃生和保护自己。

（3）意外伤害：如扭伤、擦伤等小型意外伤害，个人应急包中的创可贴、消毒液和急救剪等能够提供及时处理。

3. 远离常居地情况

（1）户外探险：在户外活动中，个人应急包的食物、水、急救用品和保暖用品可以在意外发生时提供支持。

（2）旅行：在旅行时，个人应急包内的身份证明、药品和急救用品能够应对突发状况，保障旅途安全。

4. 突发疫情和健康危机

（1）传染病暴发：在传染病暴发时，个人应急包中的医疗用品、个人卫生用品可以帮助防护自己。

（2）健康危机：如自身感到不适，个人应急包的药品、急救用品和医疗卡能够提供临时治疗和支持。

5. 停电和通信中断

（1）停电：在停电情况下，个人应急包内的手电筒、备用电池可以提供照明。

（2）通信中断：在通信中断时，个人应急包的手持无线电或收音机可以获取紧急信息。

6. 突发安全威胁

（1）恐怖袭击：在恐怖袭击或社会安全威胁发生时，个人应急包内的防护用品和急救工具能够保护你的安全。

（2）社会动荡：在社会动荡时，个人应急包的现金、重要文件和通信工具可以帮助你处置紧急情况。

7. 寻求帮助和援助

（1）急救求助：在紧急情况下，个人应急包的急救用品和通信工具能够帮助你提供急救或呼叫救援。

（2）寻求援助：在困境中，个人应急包内的通信工具可以联系家人、朋友或救援人员寻求援助。

8. 提供心理安慰

（1）心理应对：个人应急包的存在能够提供心理安慰，让你在突发情况下更加冷静和自信。

（2）照顾他人：若有家人或他人需要帮助，你的应急包可以为他们提供基本物资和支持。

9. 遵循安全原则

（1）安全优先：在使用个人应急包时，始终将安全放在首位，避免不必要的风险。

（2）合理使用资源：遵循合理分配原则，确保应急包的物资和工具能够最大限度地发挥作用。

10. 及时更新和维护

（1）定期检查：定期检查个人应急包内物品的有效性和完整性，更新食物、水和药物等。

（2）替换物品：根据季节和实际需求，更新个人应急包内的物品，保证其在紧急情况下能够发挥作用。

11. 个人应急包在紧急情况中的重要性

（1）提供基本需求：个人应急包中的食物、水和保暖用品等，能够满足你在紧急情况下的基本生存需求。

（2）提高自救能力：个人应急包内的急救用品和工具，能够帮助你自行处理小伤或疾病，提高自救能力。

（3）增加安全感：在突发情况下，有一个准备充分的个人应急包能够增加你的安全感，减少紧张和恐慌。

（4）应对多种情况：个人应急包内的多功能工具和物品，可以应对不同类型的紧急情况，如天灾、人祸、健康问题等。

（5）提供临时支持：个人应急包内的药品、急救用品和食物，可以为你提供临时的医疗支持和能量补充。

（6）帮助他人：若有家人、朋友或其他人需要帮助，你的应急包也可以为他们提供物资和支持。

（7）减少依赖性：在紧急情况下，很可能无法立刻获得外界的援助，个人应急包能够减少对外界帮助的依赖性。

（8）提供突发信息：个人应急包内的通信工具可以用于发出求救信号或获取紧急信息。

12. 应急情况中个人应急包的正确使用

（1）保持冷静：在突发情况下，保持冷静是最关键的。首先要确保你自己的人身安全。

（2）合理使用资源：根据情况有针对性地使用个人应急包内的物品，避免浪费和过度使用。

（3）根据情况取用：根据实际情况选择合适的物品，如急救用品、食物、通信工具等。

（4）协助他人：如果有家人或他人需要帮助，你的应急包可以为他们提供基本支持。

（5）及时更新和补充：使用过后，记得及时更新和补充个人应急包内的物品，保持其完整性和有效性。

（6）与他人合作：在团体中应对紧急情况时，与他人密切合作，共同分担任务和责任。

（7）遵循安全原则：在使用个人应急包时，始终将安全放在首位，避免不必要的风险。

13. 应急情况中的案例分析

（1）地震灾害：在地震发生后，某人利用个人应急包内的急救用品处理受伤的人员，并通过手持无线电向救援人员发送求救信号，帮助了伤者。

（2）台风影响：在台风期间，某人利用个人应急包内的雨具和防水衣物，保护自己免受雨水侵袭，确保自身安全。

（3）交通事故：在车祸现场，某人利用个人应急包内的急救用品和医用手套，为伤者提供紧急救援。

（4）自然灾害撤离：在山火蔓延时，某人利用个人应急包内的防护用品、急救工具和食物，安全逃离危险区域。

（5）紧急求助：某人在迷失方向时，通过个人应急包内的通信工具联系家人，获取帮助并得到定位。

以上案例说明个人应急包在紧急情况中的实际应用，展示了个人应急包在保障生命安全、提供急救、解决基本需求等方面的重要性。无论是自然灾害、事故还是突发状况，准备和正确使用个人应急包都能够在关键时刻发挥关键作用，为自己和他人带来更多的底气和希望。因此，建议每个人都应当充分了解个人应急包的内容和使用方法，并在日常生活中予以充分准备，以应对突发情况的挑战。

# 第四节 家庭应急计划的制定

## 一、概述

家庭应急计划是为了在突发灾害、事故或紧急情况下保障家庭成员的安全和生存需求，有效组织应对措施的重要方案。一个合理的家庭应急计划可以帮助家庭成员在紧急情况下保持冷静，有序行动，并减少可能的伤害。

1.了解家庭成员的需求和情况

在制定家庭应急计划之前，首先要了解家庭成员的需求和情况，包括以下方面。

（1）家庭成员情况：记录家庭成员的姓名、年龄、联系方式、身体状况、特殊需求等信息。

（2）紧急联系人：确定家庭内外的紧急联系人，包括亲戚、朋友、邻居等，以便紧急情况下联系求助。

（3）特殊情况：如果有老人、儿童、残疾人等特殊人群，要考虑他们在应急情况下的需求。

2.确定紧急情况的类型和应对措施

根据可能发生的紧急情况，制定相应的应对措施，包括但不限于以下情况。

（1）自然灾害：如地震、台风、洪水等。了解在这些灾害下应采取的避险措施，如躲避措施、紧急撤离等。

（2）事故：如交通事故、火灾等。确定家庭内部的逃生路线和集合点，以及应急电话号码。

（3）健康危机：如突发疾病。了解家庭成员的健康状况，准备相应的药品和急救措施。

3. 制定家庭应急计划

（1）撤离计划：对于可能需要撤离的情况，制定家庭成员的撤离计划。包括逃生路线、集合点、撤离顺序等。

（2）应急联系人：制定应急联系人的清单，包括家庭内部和外部的紧急联系人。每个家庭成员都要知道如何联系这些人。

（3）急救措施：在家庭应急计划中包括急救步骤，如心肺复苏、止血等。确保家庭成员了解基本的急救方法。

（4）紧急设备：列出家庭内部的紧急设备，如急救箱、手电筒、备用电池等。定期检查这些设备的状态。

（5）食物和水：准备足够的非易腐食物和饮用水，能够在紧急情况下维持生存。

（6）药品和医疗：对于有长期药物治疗需求的家庭成员，要确保有足够的药品储备。

4. 家庭应急计划的实施和演练

（1）定期演练：定期组织家庭成员进行紧急情况的模拟演练，包括逃生、急救等。演练可以帮助家庭成员熟悉应对步骤。

（2）沟通交流：家庭成员之间要经常沟通交流应急计划，确保大家都了解并熟悉应对措施。

5. 家庭应急包的准备和维护

（1）准备家庭应急包：根据家庭应急计划的需求，准备好家庭应急包，包括食物、水、急救用品、通信工具等。

（2）定期检查和更新：定期检查家庭应急包内物品的有效性和完整性，更新过期物品和补充缺失的物品。

6. 与邻居、社区合作

（1）邻里合作：与邻居建立紧密联系，相互了解家庭应急计划，互帮互助。

（2）社区资源：了解社区内的应急资源，如避难所、急救站等，以备紧急情况下使用。

家庭应急计划是家庭安全的基础，它可以在紧急情况下为家庭成员提供有力的保障和指导。制定家庭应急计划需要全家人的参与和共同努力，要考虑到不同的紧急情况，并制定相应的应对措施。定期演练和维护家庭应急计划，可以确保家庭成员在危险来临时保持冷静和有序，最大程度地减少可能的伤害。同时，与邻居、社区的合作也是家庭应急计划的重要组成部分，可以共同提高整个社区的紧急响应能力。

综上所述，家庭应急计划的制定是保障家庭安全的重要一环。它不仅能够在突发情况中帮助家庭成员保持冷静，有序应对，还可以减少可能的伤害和损失。每个家庭都应当制定适合自身情况的家庭应急计划，并定期更新、演练，以提高家庭的整体紧急响应能力。

## 二、家庭成员分工与沟通计划

家庭应急计划中的家庭成员分工和沟通计划是确保在紧急情况下能够有序应对和保障家庭成员安全的重要组成部分。

1.家庭成员分工

（1）家庭长者或成年人：通常作为家庭应急计划的领导者，负责指导和决策应对措施。他们还需要监督和协调其他家庭成员的行动。

（2）通信负责人：指定一个家庭成员负责与外界的通信，包括与亲戚、朋友、邻居的联系，以及向救援机构发送求助信号。

（3）急救员：该成员应接受基本的急救培训，负责在紧急情况下提供急救，包括心肺复苏、止血、基本创伤处理等。

（4）儿童负责人：如果家庭有儿童，需要指定一个成员负责照顾、保护和安抚儿童，确保他们的安全和情绪稳定。

（5）特殊需求成员照顾者：如果家庭中有老人、残疾人等特殊需求成员，需要指定一个成员负责照顾他们的特殊需求。

（6）物资准备员：负责定期检查和维护家庭应急包内的物品，确保食物、水、急救用品等的充足和有效性。

2.家庭成员沟通计划

（1）紧急联系人清单：制定家庭内外的紧急联系人清单，包括电话号码、电子邮箱等联系方式。确保每个家庭成员都有这份清单。

（2）紧急情况通信方式：指定家庭内的通信方式，如通过手机、家庭对讲机、社交媒体等，以便在紧急情况下能够及时联系。

（3）外部应急联系人：指定一个家庭成员负责与外部的应急联系，如联系邻居、社区组织或救援机构。

（4）应急演练：定期组织家庭成员进行紧急情况的模拟演练，演练沟通流程和应对措施。

（5）定期沟通：鼓励家庭成员定期沟通家庭应急计划，确保每个人都了解和熟悉应对步骤。

3.家庭成员分工和沟通计划的制定过程

（1）讨论家庭情况：在家庭内讨论家庭成员的情况，包括年龄、身体状况、特殊需求等。

（2）确定分工：根据家庭成员的情况，明确每个人在紧急情况下的分工和责任。

（3）选择通信方式：选择适合家庭的通信方式，确保在紧急情况下能够快速联系。

（4）制定清单：制定家庭成员分工和沟通计划的清单，包括每个人的分工、紧急联系人信息等。

（5）演练和调整：定期进行家庭应急演练，根据演练情况调整分工和沟通计划。

（6）持续沟通：定期讨论家庭成员分工和沟通计划，确保每个家庭成员都清楚自己的角色和责任。

（7）更新和调整：随着家庭情况的变化，可能需要调整分工和沟通计划，确保其始终适用。

家庭成员分工和沟通计划的制定可以帮助家庭在紧急情况下有序行动，减少混乱和恐慌，保障每个家庭成员的安全。每个家庭成员都应当了解自己的分工和责任，并在定期的演练和沟通中不断提高应对紧急情况的能力。

## 三、灾害发生时家庭的组织和安全策略

灾害发生时，家庭的组织和安全策略是确保家庭成员安全和应对紧急情况的关键。一个合理的组织和安全策略可以帮助家庭在灾害中保持冷静、有序行动，减少可能的伤害和损失。

1. 家庭组织策略

（1）家庭应急计划的执行：在灾害发生前，家庭应制定并定期演练应急计划，确保每个成员都清楚自己的分工和行动步骤。

（2）分工和角色明确：根据家庭成员的特点和能力，明确每个人在灾害发生时的分工和角色，如急救员、物资准备员、通信负责人等。

（3）领导者的角色：指定一个领导者或家庭长者，负责指导家庭成员的行动，做出决策，保持冷静。

（4）紧急联系人：确定紧急联系人，包括家庭内部和外部的联系人，以便在灾害发生时能够及时通信。

（5）集合点：制定家庭成员在灾害发生后的集合点，确保每个人都知道该去哪里集合。

2. 家庭安全策略

（1）保护生命安全为首要：在灾害发生时，首要任务是保护家庭成员的生命安全。切勿冒险，保持冷静，寻找安全的避难地点。

（2）逃生路线和应急出口：家庭成员应该清楚家中的逃生路线和应急出口，确保在火灾、地震等情况下能够快速撤离。

（3）逃生工具和装备：准备一些逃生工具和装备，如防烟面罩、急救包、手电筒等，以备紧急情况下使用。

（4）应急包准备：家庭应急包是应对灾害的重要工具，包括食物、水、药品、急救用品等，确保其随时可用。

（5）灾害监测和警报：家庭成员要时刻关注天气、地震等灾害信息，及时接收警报和通知，做好应对准备。

（6）避难所和安全地点：了解家附近的避难所和安全地点，确保在需要时能够前往安全地点避险。

3.家庭成员的安全培训

（1）急救培训：至少有一名家庭成员应接受基本的急救培训，能够在紧急情况下提供必要的急救措施。

（2）灾害应对培训：参加相关的培训课程，学习如何应对不同类型的灾害，提高紧急情况下的应对能力。

4.家庭沟通和协作策略

（1）定期沟通：家庭成员要定期讨论和复习家庭应急计划，确保每个人都清楚自己的角色和责任。

（2）紧急通信：家庭成员要掌握紧急通信方式，如手机、对讲机等，确保能够在灾害发生时互相联系。

（3）团队协作：在灾害发生时，家庭成员要形成团队协作的精神，相互支持和帮助。

（4）外部资源：了解社区的紧急资源和援助机构，以备不时之需。

5.灾害发生后的安全策略

（1）等待救援：在灾害发生后，如果情况危险，不要冒险行动，应等待救援人员的到来。

（2）保持通信：使用手机、无线电等工具与救援人员和家庭外的紧急联系人保持联系。

（3）资源节约：在避难所或安全地点，要合理使用资源，避免浪费。

（4）提供帮助：如果有能力，可以在安全的情况下为其他需要帮助的人提供支持。

综上所述，家庭的组织和安全策略是在灾害发生时保障家庭成员安全的关键。一个合理的组织策略可以帮助家庭成员在紧急情况下有序行动，一个完善的安全策略可以帮助家庭成员保护自己的生命安全。每个家庭都应当制定适合自身情况的策略，并定期进行演练和复习，以提高家庭整体的紧急响应能力。

# 第八章　急救护理领域的新发展与前景

## 第一节　概述

急救护理领域正处于不断创新和发展的阶段，随着医疗科技、医疗制度和人们健康意识的提升，急救护理的新发展正逐步显现出更广阔的前景。

### （一）远程医疗与数字化急救

远程医疗平台的蓬勃发展：远程医疗技术的不断成熟，将使得急救护理可以通过网络与专业医生进行实时互动，实现远程医疗指导和诊断。

数字化急救流程：借助数字化技术，急救流程将更加系统化和规范化，从呼叫急救到医疗团队的响应都将更加高效。

### （二）智能医疗设备的广泛应用

智能 AED 的普及：智能自动体外除颤器（AED）将越来越常见，它们不仅可以识别心律失常，还能通过声音和图像指导普通人进行电除颤。

可穿戴医疗设备：可穿戴设备将为个体提供实时生理数据，帮助识别潜在的健康风险，提前干预，预防急救情况的发生。

### （三）个性化急救策略的推动

基于大数据的个性化：利用大数据分析，可以根据不同人群的特点和健康数据制定个性化急救策略，提高救治效果。

遗传信息的应用：基因信息的获取和分析将为急救护理提供更精准的策略，帮助识别个体易发疾病和药物反应。

### （四）虚拟现实与增强现实的应用

虚拟培训与模拟：急救人员可以通过虚拟现实技术在模拟环境中进行实战演练，提高应对复杂情况的能力。

远程指导与协助：急救人员可以戴着虚拟现实设备接受远程医生的实时指导，进行更准确的急救操作。

### （五）跨领域合作与综合医疗团队的发展

急救与人工智能结合：人工智能技术将在急救中发挥更大作用，辅助诊断、决策，提高急救的准确性。

综合医疗团队的合作：医生、护士、急救人员、社会工作者等将形成综合医疗团队，共同协作提供全方位的护理。

### （六）社区急救网络的建设与推广

社区急救培训：在社区建立急救培训中心，培训居民基本急救知识和技能，提高整体的急救素养。

急救志愿者的发展：发展社区急救志愿者队伍，提供急救服务和宣传，扩大急救护理的影响力。

### （七）跨文化急救护理的挑战与机遇

多语言急救信息：多语言急救应用和信息将帮助不同文化背景的人们更好地理解和应对紧急情况。

文化敏感的护理：考虑到不同文化的急救观念和习惯，急救护理将更注重文化敏感性，提供更贴近患者需求的服务。

### （八）政策支持与资源投入的提升

政府政策的支持：政府将进一步出台政策，鼓励急救护理领域的创新和发展，推动急救服务的普及和提升。

资源投入的增加：医疗机构将增加对急救护理的投入，提高急救设备、人员培训等方面的资源支持。

急救护理领域的新发展与前景充满着希望，不仅将带来更高效、精准的急救服务，也将为公众健康和生命安全提供更全面的保障。各级医疗机构、政府部门、科技公司以及社会各界应共同努力，推动急救护理领域的创新，以实现更加人性化、智能化和可持续的发展目标。

# 第二节　跨学科合作、新技术在急救领域的推动

跨学科合作和新技术在急救领域的推动已经成为医疗创新的重要动力，它们为急救护理提供了更多可能性，并提高了效率，改善了患者的生存率和康复情况。以下是关于跨学科合作和新技术在急救领域的推动的详细内容。

## （一）跨学科合作的重要性

知识交流和融合：跨学科合作将不同领域的专业知识和技术融合在一起，促进医学、工程、信息技术等多学科的知识交流，从而提供更全面的急救服务。

综合解决问题：急救领域面临的问题常常是复杂而多样的，跨学科合作可以汇聚不同专业的智慧，共同寻找解决方案。

创新推动：不同学科的交叉合作常常催生出创新的想法和方法，为急救领域引入新的技术和策略。

## （二）新技术在急救领域的应用

远程医疗技术：远程医疗技术通过网络、移动应用等方式，实现医生与患者、急救人员之间的实时沟通，提供远程医疗指导和诊断。

人工智能技术：人工智能在急救领域的应用日益增多，可以辅助医生进行诊断、预测疾病风险、制定个体化治疗方案等。

大数据分析：大数据技术可以分析大量的医疗数据，预测疾病的暴发，优化急救资源分配，提高急救响应效率。

虚拟现实技术：虚拟现实技术可以用于急救人员的培训，模拟真实场景，提高应对紧急情况的能力。

可穿戴设备：可穿戴设备可以监测患者的生理数据，实时传输给医生和急救人员，提供及时的健康状态信息。

## （三）急救领域的跨学科合作案例

急救中心的设立：跨学科团队合作，将医生、护士、急救人员、技术人员等集成在一个中心，提供综合的急救服务。

医疗机器人的研发：工程、医学和计算机科学等学科的专家合作，研发出可以执行急救任务的医疗机器人，提高急救效率。

智能医疗设备的创新：医学、生物医学工程和信息技术等领域的专家合作，研发出智能 AED、智能手环等设备，提升急救效果。

## （四）跨学科合作面临的挑战与机遇

1.挑战

沟通障碍：不同领域的专业术语和概念差异可能造成沟通障碍，影响合作效果。

知识补充不足：各专业的合作伙伴可能对其他领域的知识了解不足，需要加强交流学习。

合作模式选择：跨学科合作需要明确合作模式、任务分工等，需要进行有效的协调。

2. 机遇

创新驱动：跨学科合作可以引入新的思维和方法，推动急救领域的创新发展。

问题解决能力提升：跨学科合作可以汇集各领域的专业知识，提高解决问题的能力。

多元化发展：跨学科合作可以扩展急救领域的研究和应用领域，促进多元化发展。

## （五）未来的发展趋势与前景

跨学科融合更加紧密：医学、工程、计算机科学等领域的交叉合作将更加紧密，为急救领域带来更多创新。

智能化急救：随着人工智能、大数据等技术的发展，急救将更加智能化，提高响应速度和准确度。

个体化急救：基于大数据和基因信息，急救将向个体化方向发展，制定更精准的急救策略。

全球合作：跨国界的学术合作将推动急救护理的全球化发展，分享经验和资源，共同应对全球性挑战。

综上所述，跨学科合作和新技术在急救领域的推动已经取得了显著的成就，不仅提升了急救护理的质量和效率，还为急救领域带来了更广阔的发展前景。在未来，随着科技的不断创新和跨学科合作的深化，急救护理领域将迎来更多的机遇和挑战。

## （六）急救领域未来发展的方向与前景

智能化救援系统：基于人工智能、大数据和物联网技术，智能化救援系统将更加智能化和高效化，实现自动化的急救响应和指导。

个性化急救方案：基于患者的个人信息、健康数据和基因信息，将制定更精准的个性化急救方案，提高治疗效果。

虚拟现实和增强现实应用：虚拟现实和增强现实技术将在急救培训、模拟演练和远程指导中得到更广泛的应用，提高急救人员的技能水平。

全球化合作与资源共享：跨国界的合作将推动急救护理的全球化发展，不同国家和地区可以分享经验、资源和最佳实践。

社区急救网络的发展：在社区建立急救培训中心、设立急救志愿者队伍，将提高社区居民的急救意识和能力。

数字化健康档案：个体的健康数据将会被整合为数字化健康档案，急救人员可以迅速获取患者的健康信息，提供更准确的救治。

可穿戴技术的进一步发展：可穿戴设备将更小巧、智能化，实现对生理参数的更加准确和连续监测，以及实时警报。

快速反应救援：新技术将使得急救人员能够更快速地定位患者、诊断疾病，并迅速采取行动，提高急救效率。

### （七）新技术在急救领域推动的挑战与应对策略

隐私与安全问题：新技术可能涉及患者隐私和数据安全问题，需要建立严格的数据保护措施，确保敏感信息不被泄露。

技术推广与培训：引入新技术需要培训急救人员，确保他们能够正确使用和操作相关设备和系统。

法律与道德问题：在使用人工智能等技术时，涉及法律和伦理问题，需要建立相应的法律法规和道德准则。

技术成本和可持续性：部分新技术可能涉及较高的成本，急救机构需要评估其可行性并寻找持续的资金来源。

技术普及度不均：在某些地区或群体中，新技术的普及度可能较低，需要推动技术的普及，确保更多人受益。

跨学科合作和新技术的推动为急救领域带来了前所未有的机遇和挑战。通过医学、工程、信息技术等领域的融合，我们可以实现急救护理的智能化、个性化，提高急救效率和质量。然而，新技术引入也需要考虑隐私、安全、道德等问题，同时需要提供培训和支持，以确保急救人员和患者能够充分受益。在未来，急救领域将继续以跨学科合作和新技术创新为核心驱动力，不断迈向更高效、精准、人性化的急救护理新时代。

# 第三节　急救护理专业发展的前景与机会

急救护理作为医疗领域中不可或缺的重要组成部分，正面临着广阔的发展前景和充满机会的未来。随着医疗科技的不断进步、社会需求的增加以及医疗制度的改革，急救护理专业正逐渐成为一个备受关注的领域。以下是关于急救护理专业发展前景与机会的详细内容。

### （一）急救护理专业的发展趋势

医疗科技的融合：急救护理将与医疗科技深度融合，包括远程医疗、人工智能、大数据等，提高急救效率和准确性。

个性化护理：基于患者的健康数据和基因信息，将制定更加个性化的急救护理方案，提供更精准的救治。

综合医疗团队的合作：医生、护士、急救人员等将形成综合医疗团队，共同协作提供全方位的急救护理服务。

虚拟现实与增强现实的应用：运用虚拟现实和增强现实技术，可以在模拟环境中进行实战演练，提高应对紧急情况的能力。

社区急救网络的建设：在社区建立急救培训中心、设立急救志愿者队伍，提高社区居民的急救意识和能力。

## （二）急救护理专业的机会与前景

人口老龄化的挑战：随着人口老龄化的加剧，老年人急救需求逐渐增加，急救护理专业将在老年护理领域迎来更多机会。

大规模活动急救需求：大型体育赛事、文化活动等可能引发突发疾病或伤害，急救护理在这些场景中发挥关键作用。

突发公共卫生事件：面对传染病暴发、自然灾害等突发事件，急救护理人员需要迅速响应，保障公众健康安全。

跨国界急救援助：急救护理人员在国际援助中发挥作用，支援其他国家的紧急救援工作，增强国际合作。

医疗旅游的兴起：医疗旅游将吸引国际患者寻求更好的急救护理服务，为急救专业提供国际化的机会。

急救护理研究的发展：急救护理的研究将得到更多支持，为专业提供更科学的理论基础和实践指导。

## （三）急救护理专业人员的职业发展路径

急救护士：急救护士是直接参与急救护理工作的专业人员，他们可以在医院、急救中心、社区等多个领域就业。

急救医生：急救医生是具备急诊医学知识和技能的专业医生，负责领导急救团队，制定救治方案。

急救管理人员：急救管理人员负责组织和协调急救工作，管理急救资源、人员培训等。

急救培训师：急救培训师负责培训医护人员和社会大众的急救知识和技能，提高整体急救素养。

## （四）急救护理专业发展的挑战与应对策略

人才短缺：急救护理人才短缺是一个挑战，需要通过培训、激励机制等吸引更多人加入这一领域。

技术更新换代快：医疗技术不断更新，急救护理人员需要不断学习新知识、新技能，保持专业水平。

压力与风险：急救工作可能面临生命危险、突发情况等高压环境，急救护理人员需要承受较大心理压力，需要提供心理支持和培训。

法律法规的约束：急救护理涉及法律、伦理问题，急救人员需要了解相关法律法规，遵循医疗规范。

### （五）急救护理专业的自我发展策略

持续学习与进修：随着医疗技术的快速发展，急救护理专业人员需要不断学习新知识、新技术，保持与时俱进。参加相关培训、学术会议、研讨会等活动，不仅可以更新自己的专业知识，还可以拓展专业人脉。

多样化的专业技能：急救护理涉及到多个领域，如医疗知识、心理辅导、协调能力等，专业人员可以通过培训和实践，不断提升这些技能，以适应不同的工作环境。

参与科研与创新项目：参与科研项目可以拓宽专业人员的视野，深化对急救领域的理解。同时，也可以积极参与创新项目，推动急救护理领域的发展。

建立个人品牌：急救护理专业人员可以通过撰写论文、发表文章、参与讲座等方式，建立自己的专业品牌，提高自身的影响力和声誉。

关注国际发展趋势：急救护理是一个全球性的领域，了解国际发展趋势，学习国际先进经验，有助于拓宽专业视野，提升自己的国际竞争力。

### （六）急救护理专业的社会影响与责任

提升医疗服务质量：急救护理专业直接关系到患者的生命安全和健康，提升专业水平和技能，能够提供更高质量的急救服务。

社会公益性贡献：急救护理专业人员在紧急情况下为患者提供援助，是社会公益性贡献的重要一环，为人们的生命安全和健康保驾护航。

健康宣教与意识提升：急救护理专业人员可以通过健康宣教活动，提高公众的急救意识和知识水平，帮助更多人掌握基本的急救技能。

应对突发事件：急救护理专业人员在突发事件、灾害等情况下发挥着关键作用，为社会稳定和人民生命安全作出贡献。

促进医疗系统的完善：急救护理的发展也促进了医疗体系的完善，推动医疗机构、急救中心等的专业化建设。

综合而言，急救护理专业在未来将持续蓬勃发展，面临着众多机会和挑战。专业人员应不断学习、创新、合作，提高自身素质和专业水平，为急救护理事业的发展作出积极的贡献，以更加高效、精准、人性化的服务，保障公众的健康与安全。同时，社会也应加大对急救护理领域的支持与投入，共同推动急救护理事业取得更加卓越的成就。

# 参考文献

[1] 贾雪媛，王妙珍，李凤. 临床护理教育与护理实践[M]. 长春：吉林科学技术出版社，2019.

[2] 彭幼清，周如女. 高血压患者跨文化护理健康教育理论与临床实践[M]. 上海：同济大学出版社，2019.

[3] 魏燕，等. 实用临床护理实践[M]. 长春：吉林科学技术出版社，2019.

[4] 张纯英，等. 现代临床护理及护理管理[M]. 长春：吉林科学技术出版社，2019.

[5] 陈利芬，徐朝艳. 静脉治疗专科护理手册：基础篇[M]. 广州：中山大学出版社，2019.

[6] 李文锦，等. 新编护理理论与临床实践[M]. 长春：吉林科学技术出版社，2019.

[7] 官洪莲，等. 临床护理指南[M]. 长春：吉林科学技术出版社，2019.

[8] 王绍利，等. 临床护理新进展[M]. 长春：吉林科学技术出版社，2019.

[9] 迟琨，等. 新编临床护理学理论与操作实践[M]. 长春：吉林科学技术出版社，2019.

[10] 蔡福满，郑舟军. 护理管理学[M]. 杭州：浙江大学出版社，2019.

[11] 周文琴. 中医人文护理实践[M]. 上海：上海科学技术出版社，2018.

[12] 胡玉红，等. 现代临床护理整体规范[M]. 北京：科学技术文献出版社，2018.

[13] 周静，陈瑞，谭婕，等. 静脉输液治疗护理临床实践[M]. 青岛：中国海洋大学出版社，2018.

[14] 杭荣华，刘新民. 护理心理学：第2版[M]. 合肥：中国科学技术大学出版社，2018.

[15] 刘芳. 脑卒中康复护理[M]. 厦门：厦门大学出版社，2018.

[16] 柏亚妹，徐桂华. 中西医护理综合能力OSCE考核指导[M]. 北京：中国中医药出版社，2018.

[17] 李映兰，岳丽青，马玉芬. 医院分级管理参考用书：外科护理工作标准流程图表[M]. 长沙：湖南科学技术出版社，2018.

[18] 王雪玲. 现代护理新思维[M]. 天津：天津科学技术出版社，2018.